序言　有钱人，莫把身体“惯”坏了

有钱人，你是否开始娇惯自己了？

问这话时，很多有钱人都会断然否定。在他们看来，如果你说他们娇惯孩子、溺爱孙子，他们还会笑呵呵地默认；对于孩子，想吃什么就让他们吃什么，想穿什么就给他们买什么，想要什么就给他们什么，反正，现在生活富裕了，也不差那点钱！再说，挣钱还不是为孩子吗？但如果你要说他们“娇惯自己”，恐怕一些人会气从心中生地跟你急。因为他们认为，自己拼搏奋斗，吃苦受罪，从来都是像“老黄牛”一样，只问耕耘，不问收获，只讲奉献，不求回报。他们压根儿就没有想过自己，又哪来的娇惯？

事实果真如此吗？就拿自认为自己整天“打江山”，然后又不辞辛劳“坐江山”的老板族来说吧：从吃的角度讲，很多人都是有钱了，想吃什么吃什么，海鲜、啤酒当饭吃；从住的角度来看，豪华别墅，还尽享智能化的装修，开个门掀个窗帘，都不用亲力亲为，一个按键就搞定了；从出行来看，进百米的超市还奔驰去奔驰来，跨时空进行的国际洽谈，更是专机来专机去，难道说还嫌娇惯不够？

身价上千万的人如此，身价数百万的人也大体相当，那么，尽享高薪的人又如何呢？无论是那些按劳分配下全力驱驰人生的“工作狂”，那些叱咤职场的“白骨精”，那些追赶潮流的“时尚族”，那些善待自己彰显个性的“娱乐族”，还是那些信息社会下平时点鼠标、月底点钞票的“电脑族”等，都无不在以自己的方式“娇惯”自己。事实上，从我们跟踪研究的情况来看，在面对这些情况时，还能断然“跳出三界外”的人，大体呈现两极分化的态势：其一是精通养生的“圣人”；其二是那些没有稳定工作、没有车、没有电脑，可能连吃饭都成问题，因此更谈不上时尚和娱乐的“穷光蛋”。

贫穷自然多疾患，但话说回来，即使你是有钱人，如果过分“娇惯”自己的身体，那么，你的身体也会在“娇惯”中被你“折腾”掉。举例来说，很多白手起家的老板或者是从基层走向高薪的有钱人都在经历这样的事情：天生贫寒，少年苦磨，几多拼搏，历经坎坷，人上之人，尽享富贵，奢侈生活——决不能再亏待自己。先尽享口福之乐，再遍尝耳目之色，“洗”别人之未洗“光浴桑拿”，佩常人之少戴首饰……但是，富贵没有享受几天，却发现自己吃出了海鲜综合征，住出了别墅综合征，驾车开出了颈椎病，满身珠光宝气还患上了“首饰病”，饱览一下名山大川得了“旅游病”，挑战一下自己还患上了“过山车综合征”……有钱人的身体就是这样在“娇惯”中被“折腾”坏了的。

这里需要特别说明一点，不同的人有不同的身份，打个比方说，在父母那里，你是儿女；在孩子那里，你是父母；但在婚姻的范畴里，你又是丈夫或妻子。此外，在社会的角色中你还可能是一个团队的经理，也可能是一位老师，或者是演艺人员；等等。说这话的意思是，针对本书的养生，不能简单地对号入座。如书中的老板一族，同时也是开车族、电脑族、娱乐族中的一员；你是白骨精，大多也就跟工作狂、电脑族、时尚族、娱乐族等有密切的关系。所以，从这个意义上说，我们对“有钱人”养生的呵护，依然是立体的，而不是单一的。横看成岭侧成峰，远近高低各不同。看山观景是如此，对于养生而言，由于不同的“身份”定位，需要防患的“富贵病”也不一样，养生之法也就各有不同。

“人不能把钱看得太重了。钱乃身外之物，人最痛苦的是什么？人死了，钱没花了。”这是小品《不差钱》的一句台词。这个小品说明了一个最为人们公认的道理：健康是第一财富！对爱车，每行驶数千公里，你会自觉地去保养维护，检查发动机、换机油、三滤、加水等；对新房，你会用心监督施工的每一个过程，以保证质量，延长使用寿命。那么，对于自己最宝贵的“健康”呢，你会做点什么？

创事业，挣钱需要技巧；做养生，花钱更要智慧。“有钱人”都是善于捕捉商机的人，这里，我们要做的就是通过这本《有钱人爱得富贵病》让“有钱人”拥有另一双慧眼，调剂生活，远离“富贵病”，找准滋养生命的泉眼，成功且健康地生活着！

编　者

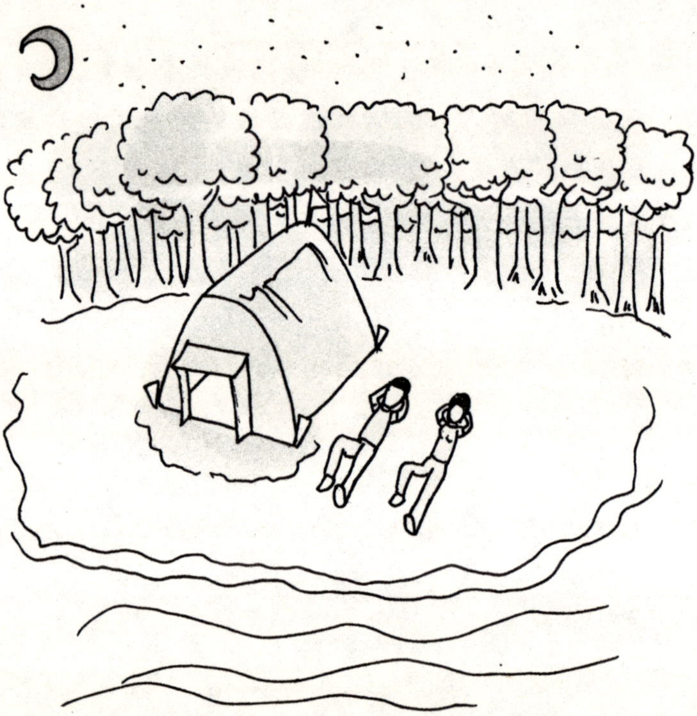

目 录

做人难，做快乐的人更难。尽管如此，你至少可以掌控两件事：一是别跟钱过不去；二是别跟自己过不去。生命无常，对自己不必过分苛刻，这种思想本身没有错，但如果害怕自己住六楼受累而坚决不爬楼梯，害怕自己受苦而用牛奶喝药，害怕冷落耳朵即使挤在地铁里也架上 MP3 听音乐……这就是对自己太过娇纵的爱，太过任性的爱。那么，身体就会在你的错爱下变得娇弱，甚至被爱到“夭折”。

身体是革命的“本钱”！当然，此“革命”非彼革命，已经不是“枪杆子里出政权”的革命时代了。此理念已与时俱进，转化为一种为事业、财富、梦想等拼搏的行为了。在奋斗的拼搏岁月里，健康身体的本钱在跟事业、财富等交换，所以明智的人说：年轻的时候拿健康换钱，等有钱的时候，拿钱买健康。而在生活富裕的日子里，一些人又开始拿健康换取快乐了。试想，你的健康还能剩下几何？真可谓“生于忧患，死于安乐”兮！

第三章　白骨精：事业诚可贵，健康价更高 79

白领、骨干、精英，此三者合一就成为了我们今天所说的“白骨精”。作为一个网络名词，白骨精的“内涵”丰富：令人羡慕的职位、令人羡慕的收入，甚或还有那些生活中令人羡慕的“小资的情调”等。但换个角度，或许我们就少了许多近乎单纯的艳羡，因为白骨精生活的背后，却有着如十面埋伏般的健康疾患和陷阱。

第四章　工作狂：大忙人有“大代价” 113

今天工作不努力，明天努力找工作！这句话在成为一个企业或者成为一段时间一类人自我鞭策的动力时，不知道在 GDP 上增加了几个点。但伴随着“只有偏执狂才能生存”的倡导，在你我的身边造就了不少工作狂却是大家有目共睹的事实。随着过劳死等一系列健康疾患的出现，却将这样一种“自我奋进”的精神打了不少的折扣，一个个工作狂应运而生的同时，难免让人有那么些前赴后继的意味。而在人生价值、效益等与健康相比较的时候，就多了那么些得不偿失的韵味。

城市：北京；

目的：收集开车族的健康数据；

对象：20～60岁的汽车驾驶者；

基数：近1.1万名；

结果：患超重和肥胖症的人最多，有8239人，近75%。其次是脂肪肝，约占60%。其他主要疾病还有腰椎间盘突出、前列腺增生、冠心病和胃下垂等。此外，调查显示，85%的驾驶者患有3种或3种以上疾病，如脂肪肝、高脂血症、颈椎病、高血压等。甚至有3%的人同时患有8种疾病。不难看出，开车时间越长，驾驶者的身体情况越差，所患的有关疾病也越多。

信息时代，电脑已成为上班族每天都要面对的办公用品，但电脑在带给我们方便、快捷的同时，也给我们的健康悄悄地埋下了隐患。有统计表明，电脑族的腰椎每天前屈次数高达3000～5000次，但后伸的动作却很少，长此以往，很容易造成椎间盘应力不平衡，腰椎后方韧带过度牵伸，从而引起腰痛。那么，你是否每天至少8小时与电脑为伍？你的肩胛间区、肩部和上臂部是否有间歇性麻木感，是否有视力减退、出汗、眩晕、眼睛疲劳、腰酸背痛、颈部肌肉劳损、手腕红肿疼痛等症状？如果答案肯定，那么你已经得了“电脑病”。

第七章 时尚族：美在当下，别拿健康赌明天 197

过犹不及，凡事如此，饮食如此，爱美同样如此。你可以化妆，但不要过分依赖，因为过分依赖化妆，就可能患上皮肤病，甚至导致一些心理疾患；你可以穿高跟鞋，但不要过高，否则这可能变成一种自我虐待；你喜欢配戴首饰，在珠光宝气中彰显自己的财富和地位，但请不要太多，请提防“首饰病”……不仅如此，很多爱美者的背后都潜伏有健康的“刽子手”。

人不是为工作而生的，这是娱乐族最鲜明的倡导。娱乐族出现了动与静的两极分化：静，坐在那里看电视、上网游戏、下棋、搓麻将等；动，走出去，寻求一种陌生的刺激，享受挑战自我的乐趣，如挑战生命的极限，玩一些攀岩、过山车等。尽管在娱乐一族看来，这些都是他们生活赖以依存的方式，但最后的结局却因为没有顾及自身身体的情况，而让自己在选择“娱乐方式”的同时，选择了对健康的挑战，轻则让身体饱受磨损，重则在痛痛快快中上演新版的“娱乐至死”。

第一章

莫上当，有钱人别把身体惯坏了

做人难，做快乐的人更难。尽管如此，你至少可以掌控两件事：一是别跟钱过不去；二是别跟自己过不去。生命无常，对自己不必过分苛刻，这种思想本身没有错，但如果害怕自己住六楼受累而坚决不爬楼梯，害怕自己受苦而用牛奶喝药，害怕冷落耳朵即使挤在地铁里也架上 MP3 听音乐……这就是对自己太过娇纵的爱，太过任性的爱。那么，身体就会在你的错爱下变得娇弱，甚至被爱到“夭折”。

第一节

放任懒惰，生活由着性子来

人都有惰性，身体也一样。说那些懒人，人们常会提及“站着的时候想坐，坐着的时候想躺，躺着的时候想睡”，但睡多了人可能会得肥胖症。由此可以看出，养生不是拍脑子工程，不能由着性子来。固然“我的健康我做主”，固然你也可以响应“自己是最好的医生”的倡导，但如何给身体“当好家做好主”，怎么“做好自己的医生”，这就需要智慧了。

◆懒得动，小资一族成“沙发土豆”

懒，是一种生活方式吗？懒，是在享受人生，奖赏生命吗？懒，仅仅是一个人的品质问题吗？非也！懒，可能是因为有病。

懒得动，快成为现在人们的口头禅了。叫去逛街懒得动，叫去打球懒得动，叫去打理一下头发懒得动，叫去下下棋、跳跳舞懒得动，甚至对不感兴趣的话题和没有什么利害关系的人都懒得说话……偷懒、懒惰，很大程度上是人们对身体的一种“照顾”，是在享受生活。自然，我们也不排除适当地懒一懒会对缓解压力有帮助。但如果长此以往，就应该检讨自己了，是思想的问题吗？如果不是那是在跟谁赌气？出现了思想态度的问题，那么，你就该看看是否是健康出了问题了。千万不要以为那就是小资一族们的生活方式，不必大惊小怪。警惕啊，你的健康可能受到了伤害。

懒得动，实际上就是人们常说的“一副没有精神的样子”，甚或是“就像有毒瘾，不抽鸦片就打不起精神”的状态。所以，我们说懒惰不完全是一个人品质的问题，很大程度上还跟你的健康有关系。

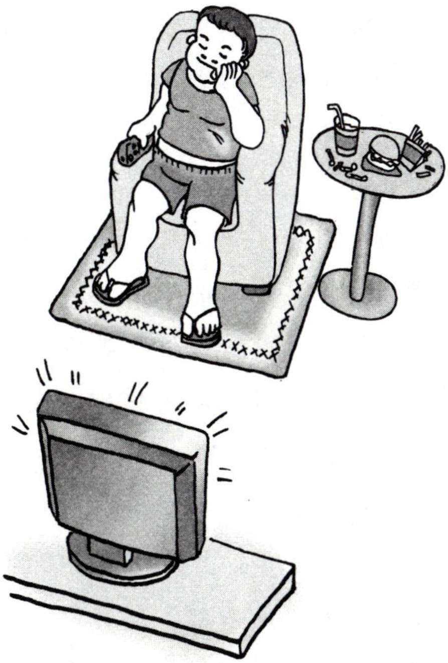

懒惰为何物，为什么会有如此大的影响力呢？从其表现的角度来理解，懒惰是一种心理上厌倦情绪的表现。当然，从其程度的不同，还可以有多种多样的表现形式，包括极端的懒散状态和轻微的犹豫不决。一般而言，懒的形成，年轻人多因为生气、羞怯、嫉妒、嫌恶等情绪引起，而成年人多因为身体不支，因为没有什么价值或者利益上的关系而不为。当然，还有就是优越的生活习惯“培养”起来的，比如，有车懒得走路，有电梯懒得爬楼梯，有遥控懒得去手动等。是呀，不愿让自己受累是每个人都有的情结，更何况生活压力本来就不小了，没有必要跟自己过不去。但话说回来，为什么我们还要早起去跑个满头大汗，为什么还要花钱去做健身呢？因为我们知道生命在于运动，每个人都不想生命之花在刚刚经历一点点风雨之后就凋谢了。

由此，很多人就会很自然地想到一个问题：我是懒人吗？是不是懒人，并非你偷了一次懒就是，也不是你整天都在忙就不是。这里，给你做一个轻松的测试，你就会明白自己算不算懒人了。上面我们已经提到了懒的原因，大体上，由于年龄的不同，原因也不同。所以，这里的测试也从两个方面入手，给你测个清清楚楚、明明白白。

从年轻人来看，如果这个人有以下表现，而且占了绝大多数，那么，这个人就可以算是懒人了。具体来说是：对别人要求的事情总是不能让人一次满意，出现或大或小的问题；完成具体任务的时候，缺乏独立思考能力，总是问一步走一步；对于约会、上班等确定的时间，总是要晚那么几分钟；生活讲求一种“凌乱美”，不做生活用品上的规范，日常生活的行为也显得没有什么章法；脏衣服一般都不愿去洗，如果是在不容易发臭的冬天，就换下衣服，用衣架挂上一周，又取下来当干净衣服穿。即使在洗的时候，也几乎是在盆子装不下或者没有衣服换的时候才开始；对于自己要实现自我价值的事情也总是想得很多，做的很少；整天一副心事重重的样子，做什么都没有心思，好像对什么都失去了爱好一样；对于交流，也是谈得来的说两句，谈不来的就懒得搭理，甚至别人打招呼也是处于应付地“嗯”那么一声。

上面算是对年轻人生活慵懒进行了一个典型表现的提炼，

别说全部能够扣在自己头上，如果有三条以上符合你生活现状的话，无论你是否意识到或者你是否服气，已经可以认定你是一个懒惰的人了。

成年人如果因为健康出了问题，又是如何懒得动的呢？日常生活中的具体表现有：电话在客厅，床头装分机；周末睡觉成了自我最好的奖赏，平时生活也是能躺着就绝对不坐着；被子懒得叠，早餐懒得做，早上起床一蹬被子就是下床、洗脸、化妆，然后啃着油条等公交上班；生活要求不高，口口声声富日子要穷着过，说什么不能忘本，所以，吃饭总是拿方便面、烧饼等方便类食品打发；懒得洗杯子，几乎都用一次性的；走路十分钟的行程，也要开车去；用完的东西从不放回原处；经常蜷缩在沙发里，不是看电视剧就是玩“斗地主”等游戏，成了名副其实的“沙发土豆”。

仔细检查一下，如果这样的情况有四条以上，并与你“长相厮守”的话，那么就要“恭喜”你已经成为懒人了。之所以在这里用生活上一些琐碎的事情来做判断，而跟工作没有太多的紧密挂钩，就是因为工作多具有逼迫性，上班时间、工作的具体任务，还有就是那些贷款、筹款结婚等压力所致，对于懒来讲，相对比较模糊。只有在一个人有主动选择权的一些事情上的取舍，才能更充分地说明和判断。况且，上班的工作多与自身要对接的成功有关系，而生活的选择则多与健康挂钩。

◆懒得做，小心“养”出精神分裂症

富兰克林说：“懒惰像生锈一样，比操劳更能消耗身体。”中国老百姓也有一句俗语：“经常用的钥匙总是亮闪闪的。”这些道理很多人并非不明白，而是从不把这些道理当回事。比

如，有这么一个在教育部门工作的朋友于小丹，就曾这样和我说："近来，别人都说我气色不好，甚至有位好朋友在看到我给她邮寄的照片后，专门打电话来问我是不是有什么心事。可我确实没有什么事。不过，有时候自己确实有一种强烈的愿望，比如：坚持晨练；经常看望朋友和老人；为家人做可口的饭菜；辅导孩子英语，预习新课；彻底整理房间卫生；读一本好书；去旅游等。有时候则什么也不想，只想在工作之余犒劳一下自己，美美地睡一大觉。但除了睡到自然醒以外，几乎所有的'计划'都泡汤了，很失落。不仅是因为这些计划的事情没有得到落实，更主要的是感觉身体不是自己的，自己驾驭不了它。"

从小丹的情况我们可以看出，对于工作，她并非是一个消极待世的人，之所以懒得动，从小丹自己的感觉来解释，是属于"心有余而力不足"的情况，这就基本可以肯定，她的健康出问题了。

从小丹诉说的言外之意，我们能听到另一种声音，即托辞。如"我那不叫懒，是在养精蓄锐"；又如"懒，也不是现在才这样，一直就如此，谁让他当时看上我的，要嫌我懒，那也不是我变了，而是他（老公）变了"等等。其实，从这些讲述中，小丹的话很多已经是不能自圆其说了，而且已经能明显感觉到她的心理处于了一种不良情绪的包围之中。这一点，在与小丹老公的交流中也得到了证实，他说小丹原来是一个典型的"勤快人"，不仅是在家里，就是在小区里，对一些公益事情都非常热心。远远不像现在这么老是停留在嘴上，说得多做得少，要不就是纸上谈兵，计划的多实践的少。从做事的状态来看，远没有先前那种一做到底的锐气，而总是有那么些精神不振、懒洋洋、做事慢悠悠的样子，前后判若两人。

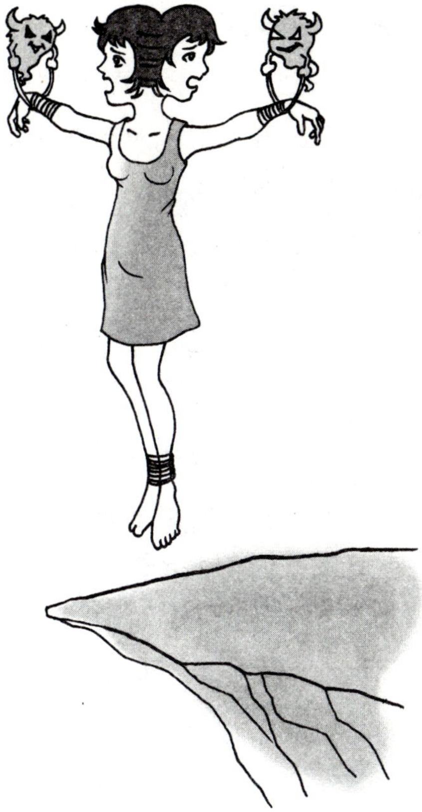

很明显，小丹的情况，不再是普通的懒散表现，而是在健康身体遭到“围攻”后的病症。好在从事教育工作的她，相信科学，愿意接受关于健康的进一步检查。之后不久，在一次出差中，她来北京，我帮她做了一个聊天式的心理检查，可以确定的是，她已经步入了“精神分裂症”的早期，属于单纯型精神分裂症。

这个病名听起来很长也很陌生，但其症状大多数人则很熟悉，其核心症状是“懒”。当然，我们也别太过紧张，听到风就是雨，认为懒都是精神分裂症的表现。这里的“懒”指的是那种病态的“懒”。说到这里，要多说一句，如今社会，老年病“年轻化”，而青年病则也有“老年化”的趋势，前者人们说得很多，后者对很多人来说，却有那么点新鲜感。其实，小丹所得的这种病症基本上也属于青年病“老年化”的一个表现。说这么多，目的是提醒我们：对于健康，不要严格从年龄上将一些病症划分开，认为什么病是老年人得的，什么病是小孩得的，持一副好像“都与我无关”的姿态。这样，很容易因为疏忽大意而致病。

单纯型精神分裂症，大多始发于青少年时期，偶尔也能在成年人身上有所体现。此病起病十分缓慢，最初不大容易被人觉察，早期出现的头昏、头痛、注意力不集中、全身不舒服和精神萎靡、老是想睡觉等类似神经衰弱的症状，往往被认为就是变“懒”了。在对患者的观察中，大多数时候，家人会对其有所察觉，但往往都会跟最近一段时间工作中的一些状态不理想，以及生活中一些具体的烦心事挂钩，认为“懒得有理”，进而轻易地就被搪塞过去了；而一旦某一天被怀疑有病时，往往病已发展到了严重阶段。病人开始逐渐出现人格改变，如孤僻、懒散、不与人交往、不注意个人卫生、不修边幅、对任何事情都不感兴趣，出现类似“做一天和尚撞一天钟”的状态；对别人的批评和规劝毫不介意；对亲友冷淡，逐渐失去亲朋好友而成为孤家寡人，整日在家无所事事。病情严重时，与外界环境完全隔离，精神日益衰退，活似一尊眼珠子还在转的“菩萨”，懒得动变成后来的“不能动”。

◆吃饱睡，为身体埋下“定时炸弹”

古往今来，许多人吃饱了就有两件事喜欢做：一是思淫欲；一是想睡觉。

温饱思淫欲，这事大家早有所耳闻；而对于睡觉，作为老百姓，我们更是体会深刻。不管理解不理解其中的道理和缘由，但吃饱了就想睡觉，也没有什么理由，反正就是一个字：困。瞌睡来了自然不好硬撑，但吃饱了就睡，同样有损健康。

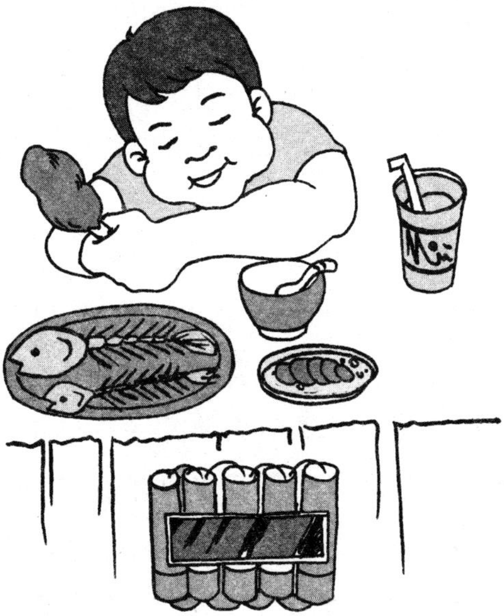

先来说说为什么吃完就想睡觉，这是个什么道理？

从中医来看，食物需要脾胃的运化功能发挥效用，而脾在五行归属中，与思相应。所以，如果脾胃在忙着做水谷精气的运化工作时，思，必然就会受到影响。而从现代医学的角度来看，人体内血液“分配”同样遵循“按劳计酬，多劳多得”的原则，而这里的“薪酬”就是血液和血液运输的养分。人体几近完美，大脑高高在上，不仅可以知晓身体各个部分的情况，同时，还能对其中的变化做智慧的调理。当一个人在看书学习时，大脑处于“劳动工作”阶段，血液便会多分配一些给大脑，以保证大脑的“工作”。而在吃饭的时候，为了使胃肠道能更好更充分地消化吸收食物，血液流经胃肠系统就相对其他时间多一些，脑部则会出现供血相对不足。自然，就会有头晕困倦的感觉，约持续半小时。这就是许多人都会出现“饭后犯困想睡觉”的主要原因。是不是一定的呢？如果不想饭后那么犯困，在进餐时，可以适当调节一下进食的顺序，应先吃肉，再吃蔬菜，最后主食。

明白了这一点后，我们再来看看，吃饱了睡是如何影响人体健康的。根据临床资料显示，泌尿系结石、胃及十二指肠球部溃疡出血、结肠癌、冠心病、高血压、神经衰弱等疾病的发生，与这一时间间隔有一定关系。正是从这个角度，我们说“吃饱了就睡”不是在休息，不是在养生，是在“养病”。

或许对此，有的人还将信将疑，真的会得病？其实，这里并没有什么高深的理论，说到底就是一个不平衡造成的。我们都知道，睡觉的过程实际上就是组织器官开始代谢缓慢，进入“休整”状态的过程。而吃饱了就睡觉，吃下去的食物不能在肚子里面“囤积”着，要消化，自然胃肠道就要“加夜班”，而且相对地处于紧张工作的状态之中。从而造成了机体部分状态不平衡。消化不良是肯定的了，而影响睡眠很多人也深有体会，甚至翻来覆去睡不着觉。“吃饱了就睡”还会造成胃肠蠕动减慢，部分蛋白质不能被消化吸收，在肠道内停留时间延长，在厌氧菌的作用下，产生胺类、氨、吲哚等有毒物质，增加肝肾的负担和对大脑的毒性刺激，而且使本来活动少的机体热量消耗更小，易造成肥胖，所以民间有“吃完饭躺一躺，不长半斤长四两”的说法。此外，吃饱就睡还可引起血胆固醇特别是低密度和极低密度脂蛋白胆固醇增高，这类胆固醇容易在动脉壁上沉积，引起动脉粥样硬化，易导致冠心病、高血压的发生。

怎么办？很简单。既然是因“吃饱就睡”出了问题，解决的方案实际上已经很明确：少吃点，吃饱和睡眠间隔的时间长一点就可以了。所以，对于夜晚睡觉前至关重要的晚餐，民间早有“晚上要吃少”之说。

第二节

娇惯嘴巴，脑子想吃嘴巴就点

一碗阳春面的时代渐渐远去了，对于“吃”这件在大众看来“最实惠”的事情，富裕起来的人们决不吝啬。遗憾的是，很多人奉行的是“我喜欢我选择”，执行的是“想吃什么就吃什么”，从来就没有问问“身体真正需要什么”。尽管你用的是自己包里的钱，尽管你有主宰自己生活的权利，但这里我们还是要告诉你：吃不是拍脑子的工程，要顾及自己的喜好，更要尊重身体健康的需要，否则，“肥胖”了身体，却“枯瘦”了健康。

◆嗜辣成性，过把瘾就死

于人生，许多人渐渐地有所参悟：什么都靠不住！就拿影视来说吧，电影《苹果》让你明白男人靠不住；而电影《色戒》让你知道女人靠不住；《投名状》让你知道兄弟也靠不住；那么，组织该有保障吧，而《集结号》又告诉你组织更靠不住。什么最实在？很多人是彻底想开了，口袋里的钱还不知道是谁的呢，最实在的就是吃，吃到肚子里最实惠。

说到吃的实惠，还有一个实惠中的实惠，就是辣。不辣不够味，甚至很多人都到了“无辣不成席”的地步。辣椒到底有什么魅力呢？

辣椒，又叫番椒、海椒、辣子、辣角、秦椒等，清陈淏子之《花镜》有番椒的记载，是一种茄科辣椒属植物。辣椒属一年生草本植物。原产于中南美洲热带地区。15 世纪末，哥伦布发现美洲之后把辣椒带回欧洲，并由此传播到世界其他地方，于明代传入中国。果实通常成圆锥形或长圆形，未成熟时呈绿色，成熟后变成鲜红色、黄色或紫色，以红色最为常见。辣椒的果实因果皮含有辣椒素而有辣味。

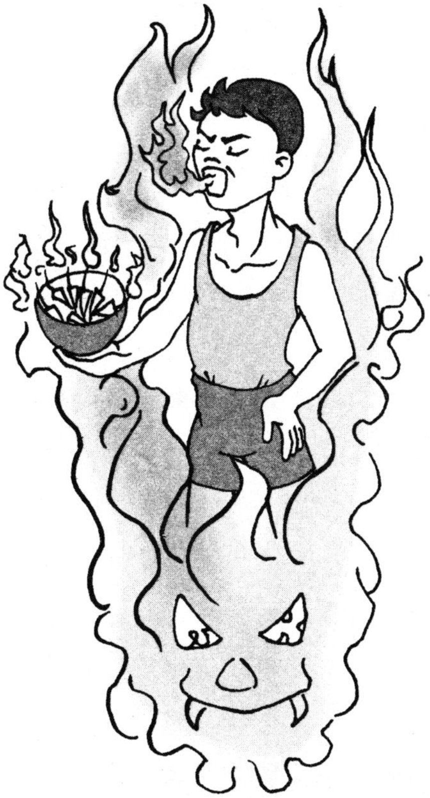

辣椒中维生素 C 的含量在蔬菜中居第一位，每百克辣椒维生素 C 含量高达 198 毫克，维生素 B、胡萝卜素以及钙、铁等矿物质含量也相当丰富。医药专家认为，辣椒能缓解胸腹冷痛、制止痢疾、杀抑胃腹内寄生虫、控制心脏病及冠状动脉硬

化；还能刺激口腔粘膜、引起胃的蠕动、促进唾液分泌、增强食欲、促进消化。辣味品因其具有杀菌、防腐、调味、营养、驱寒等功能，为人类防病、治病、改良基因、促进人类进化起到了积极作用。因此，在你的日常菜谱中加入一点辣椒，对身体的健康大有益处。

说到吃辣椒，多在南方盛行，一个主要的原因就是南方气候潮湿。所以，南方人可以通过适当吃辣刺激汗腺分泌，加速新陈代谢和气血的运行，对身体自然有好处。而北方燥热，如果再火上浇油地吃辣椒，就会生燥火，让你的身体“上火”。此外，南方人对于辣椒的喜好有点像北方汉子对于酒的嗜好。南方有“不吃辣椒不革命”之说，而北方汉子也有“煮酒论英雄”的冲天豪气，二者尽管一南一北、一吃一喝，但有异曲同工之妙。在辣椒主义者们看来，吃辣的时候，有一种畅快的感觉，辣椒在一定程度上满足了他们征服的欲望。在把那些辣椒大口大口“消灭”的时候，内心会获得一种成就感。

吃辣椒的另一个价值，也是最为大家熟知的，就是在吃饭不香、饭量减少的时候，放上一些辣椒在菜里，就能改善食欲，增加饭量。此外，辣椒有很多药用价值。在南方，很多人如果得了风寒感冒，一般都不上药店，更不会看医生，用辣椒和生姜熬汤喝就可以了；如果有人消化不良，用少许辣椒煎汤内服，即可调治因受寒引起的胃口不好、腹胀腹痛；辣椒还含有一种叫辣椒素的成分，可以帮助抑制肠内异常发酵，起到排除消化道中积存气体的作用。此外，对于在潮湿气候中生活的人来说，适当吃些辣椒，还可以对风湿病和冻疮起到预防作用。

既然如此，是否就真的是不吃辣椒不够味，少吃辣椒不健康呢？自然不是。这里可以明确告诉你的是，无论南方人还是北方人，男人还是女人，老年人还是小孩，吃辣椒都不能太过，否则会对身体造成伤害。

其一，痤疮、尿血

中医认为，辣椒虽有温中散热、开胃消食的功能，但同时它辛热有毒，过食可使体内湿从热化，表现为皮肤痤疮、血压升高、痔疮加重、鼻出血等。如果长期大量食用辣椒，则会引起中毒表现，如胃脘灼热感、腹胀、腹痛、恶心、呕吐、头晕，甚至呕血、尿血、衄血、血压升高或下降。现代医学实验证实，其主要成分辣椒碱对循环系统有一定影响，可引起短暂性血压下降、心跳减慢及呼吸困难等。所以，需要特别提醒那些整天将火锅当饭吃的人，要适当调和生活的口味，以免过食辣椒而中毒。此外，辣椒的性味是大辛大热，所以患有红眼病、牙疼、喉痛、咯血、疮疖等火热病症的人，或阴虚火旺的高血压病人、肺结核病人，也应慎食。

其二，腹胀腹痛

吃辣椒可以开胃，这一点众所周知。但辣椒食用过量反而危害人体健康，因为过多的辣椒素会剧烈刺激胃肠粘膜，使蠕动加快，引起胃疼、腹痛、腹泻，并使肛门烧灼刺疼，诱发胃肠疾病，促使痔疮出血。这也是过与不过的一个警戒性的判断标志。即如果你吃火锅吃得肛门发烧的话，就再也不要继续了，并且在以后的生活中也要注意减少辣椒的摄入量。自然，患食管炎、胃肠炎、胃溃疡以及痔疮等病者，则应少吃或忌食辣椒。

不仅是胃和腹部的胀痛，辣椒的辛辣成分常常会通过肾脏排泄，这对于肾脏细胞也有不同程度的刺激，严重时还会导致肾功能衰竭。

其三，治癌也致癌

研究发现，辣椒中含有大量的抗氧化物质，这种物质是致癌物质自由基的“天敌”。但如果过量则可能引起口腔白斑，这与长期喜欢吃烫食和辣食有关。而口腔白斑是口腔癌的癌前病变。所以，适当吃可以防癌，而过量吃，则会产生相反的效果。

从上面辣椒致病我们可以看出，辣椒吃多了不行，即使不过量，也并不是人人都适合吃，比如：口腔溃疡者，患者口腔对咸、辣、酸、苦等味道敏感，吃辣椒会加重疼痛；眼病患者，红眼病、角膜炎等眼病患者吃辣椒会加重眼病；痔疮患者，痔疮患者如果大量食用辣椒等刺激性食物，会刺激胃肠道，使痔疮疼痛加剧，甚至导致出血等症状；肠胃功能不佳者，吃辣椒虽能增进食欲，但也会使胃肠黏膜产生炎症，因此应忌食辣椒；慢性胆囊炎患者，因为这些食物均有刺激胃酸分泌的作用，易造成胆囊收缩、诱发胆绞痛，所以，患有慢性胆囊炎者应忌食辣椒、白酒、芥末等辛辣食物；有发热、便秘、鼻血、口干舌燥、咽喉肿痛等热症者，吃辣会加重症状。此外，产妇在产后一周内也不适宜吃辣椒，否则不但使自己“上火”而出现大便秘结等症状，而且还会影响婴儿，使婴儿内热加重。

◆大排档，老百姓的富贵生活

随着人们物质生活水平的提高，饮食文化也越来越多样化。近年来，大排档逐渐走入老百姓的视野，已经成为国人聚会的一种特别形式。身处其中，大家各抒己见，想说什么说什么，加上酒的豪气，更让人们将那些所谓的隐私抛到了九霄云外，亲切、坦诚、豁达等情怀，更好像使人性回到了一个本真的世界。吃大排档是热闹，但这里要给你提个醒，生活需要凑热闹，但健康养生却要讲“门道”。

大与小，是一个规模的问题，而所谓“排档”指的是敞开式的就餐场所。可谓是咱们老百姓的富贵生活。“排档”是个来自广东的词汇，广东人常称摊位为“档”或“档口”，夏天在户外摆排桌子喝酒吃烧烤也进而转变为“排档”了。还有一种说法，即根据发现的南宋宫廷菜单考证，这种叫法很可能是一种古代腐败的遗迹。话说皇宫里也并非是天天都有肉吃。有时，宫廷侍官们就自己掏腰包，请皇帝、贵族、大臣吃饭。渐渐形成了风气，由于是轮流请客，排队当值，所以称为了“排档”。

尽管大排档成为了很多人的最爱，而且菜品非常丰富，有生猛海鲜、飞禽走兽、时令蔬菜、风味小吃，还有粥、粉、面等等，大都物美价廉，但就健康和养生而言，却也是隐患多多。

大排档以麻辣烫、烧烤为主。所有食品基本上都裸露在外，一些肉制品缺少冷藏及卫生措施，不时还有蚊蝇在顾客之前就占了先机，“品尝”了食物。即使一些心存隐患的朋友，在进食之前会用茶水冲洗一遍杯盘碗筷，但也顶多是心理上的自我安慰而已。久而久之，各种肠胃疾病便会滋生。据某市对于传染性疾病的疫情监测显示，感染性腹泻、肠道疾病在夏季有明显的提升，究其原因，冷饮是一方面，而大排档则作为主要的致病因素也难逃其责。

此外，烧烤作为大排档的主要食物之一，可谓是既是大排档的食物主打，也是致病因素的主打，对人体的危害也不可忽视。而那些让你爽快的冰镇啤酒，则往往充当了“帮凶”的作用。这话怎么讲？当不少人就着羊肉串喝啤酒，当饮酒过多而使血铅含量增高时，烧烤食物中的致癌物质就会与其结合，诱发消化道肿瘤；海鲜配啤酒容易让血尿酸水平升高，诱发痛

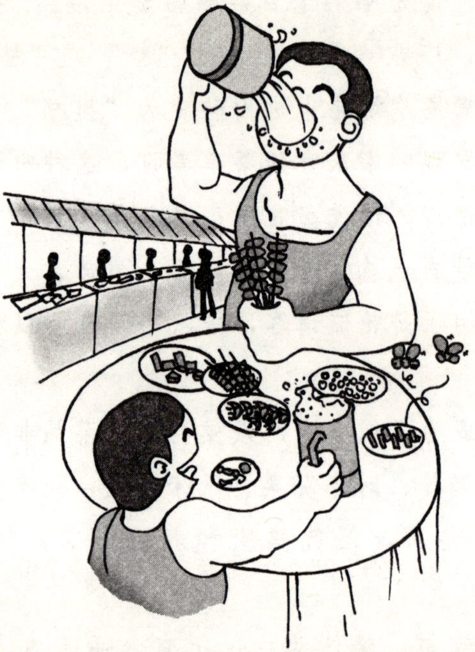

风。还要提醒另一些煎炸爱好者，别总是拿“高温消毒”来求得自身的安慰，因为高温在消毒的同时，还有致毒的副作用。来自食物的检测报告显示，煎炸后的菜可能产生亚硝酸盐，从而危害健康。

一方面是大排档的诱惑，一方面是健康的流失，该怎么办呢？是否真的就是“鱼和熊掌”不能兼得？除了要选择一些卫生有保障的地方就餐之外，再就是尽可能“少吃”。比如：夏

季保鲜周期短，新鲜度难以保证，所以要少吃“麻辣烫”，而且尽量别和啤酒搭配着吃。因为“麻辣烫”不仅会刺激口腔、食管和胃肠黏膜，还可能诱发消化系统疾病，如复发性口腔炎、慢性咽炎等，所以要少吃“麻辣烫”；另外，竹签如果消毒不彻底，上面的细菌可能引起食物中毒。

最后要注意的两点是：首先是食品上的把握。应尽量吃些健康食品，如水果、奶制品、蒜泥凉菜、毛豆、花生等，可以增加肠蠕动，排除肠道有害物质，防止便秘，以免引发肛肠疾病。饮料上，应在吃大排档后多喝些开水或浓茶，以稀释辣汁，这样胃肠就会舒服一些。一旦不适，赶紧喝些清淡的饮品，如稀米粥或牛奶来保护胃粘膜；再就是时间上的把握。吃的时候不要暴饮暴食，可以适当拉长时间，但最好在睡前两个小时结束战斗，切忌酒足饭饱倒床就睡。

◆甜点，让你心甜口甜的“幸福杀手”

经常吃西餐的人，对甜点并不陌生。甜点通常是指在正餐之后的闲食，起初多在晚餐之后进食。所以，一些感叹生命的人，常常将甜点看成是为生命中值得留恋的一天划上了句号。尽管有岁月无情流逝的哀叹，但也倍添了几分珍惜。人生需要快乐，生活需要甜蜜，所以，几乎所有的年轻人都喜欢吃甜品，并将甜品当作对生活的一种奖赏、对自己的一种善待。然而，太多的人对于甜点的认识知之甚少，对甜点的负面影响不甚了解。

甜点对人的健康有其补益的一面，但如果选择的是热量与营养素比例不均衡的加工食品或高脂肪、高糖分的垃圾食品，那么，甜点就很容易成为你肥胖、营养不均衡或蛀牙等问题的罪魁祸首。

食品分类的标准不同，甜点的类别也就显得异彩纷呈。按熟制方法可以分为烘烤制品、油炸制品、蒸制品；按加工所用主要原料可分为小麦点心、米点心、豆点心、玉米及薯类等杂粮点心等；从东西方饮食文化的角度来看，中式糕点可分为酥皮类：京八件、葱花缸炉；酥类：扒裂酥、杏仁酥；浆皮类：提浆月饼、双麻月饼；混糖皮类：蛋黄酥、桃杏果；油炸类有：开口笑、芙蓉糕；饼干类：麻香饼、高桥薄脆；其他类：油茶面、绿豆糕、元宵。而不同于中式，西方糕点则有奶油清酥类；蛋白类；蛋糕类；奶油混酥类；茶酥类；裱花蛋糕；肥面类等。

这么多甜蜜的诱惑真的让人垂涎欲滴。可是，就是这些诱人的甜点，却对健康有“五大罪状”。这话或许有点煞风景，是莫须有的罪名吗？当然不是，恐怕有一点是众所周知的，即致人肥胖，诱发糖尿病。具体来说如下：

罪状一：造成中毒、消化不良

甜品，很多人都喜欢吃，但往往家长会控制小孩过多摄取，为什么呢？尽管没有什么现代医学的知识作为指导，但他们从实际生活中知道，小孩甜品吃多了，就不爱吃饭。拿民间的俗话说，甜的东西败胃口。为什么会出现这样的情况呢？下面就为你说道说道。

人在吃糖的时候，身体会分解糖产生热量，同时，其所产生的代谢产物需要维生素B族参与解毒，最后排出体外。显然，如果吃的甜点过多，那么，体内维生素B族因消耗过多会出现匮乏，自然，参与解毒的维生素B族少了，就会有废物蓄积于人体；同时又使体内的热能代谢，蛋白质、脂肪、碳水化合物代谢以及脑与组织中能量转化受到负面影响。所以，这个时候就建议你要多摄取奶及奶制品、动物肝肾、蛋黄、鳝鱼、胡萝卜、香菇、紫菜、芹菜、橘子、柑、橙等富含维生素 B_2 的食物予以补充。

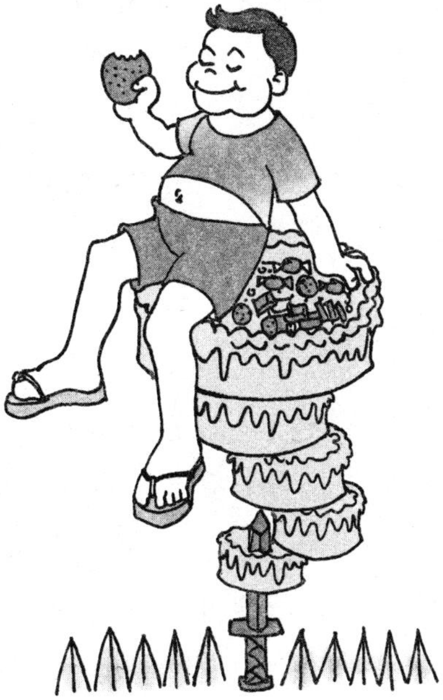

罪状二：引起高血压、造成肥胖

摄入过多的糖，不仅会使人体内胰岛素水平升高，还会增加血中胰岛素的含量，直接引起血管紧张度增加，这可能成为促成高糖、引起高血压的原因之一。另外，血中高胰岛素水平也会增加肾脏重吸收钠和水，引起水钠滞留体内，血容量增加而产生高血压。此外，众所周知，食糖过多，剩余部分会转化为脂肪贮藏起来，造成肥胖，而肥胖又是众多疾病之源。

现在社会，胖小孩不少，这里要特别说明的是，不要让宝贝吃太多甜品，防止诱发肥胖。具体怎么控制呢？食用甜点从次数上不要超过两次，强调用健康饮食代替诸如软饮料、糖果、面粉糕饼、含盐或脂肪过多的食品。过多的甜点不仅会使幼儿对正餐的食欲下降，而且容易使孩子长蛀牙。为了将蛀牙和热量过多的风险降到最低，鼓励孩子食用水果和水果汁、胡萝卜、芹菜和黄瓜片、燕麦片粥、麦麸面包或饼干奶酪。家长也要防止将一些甜点作为对孩子的奖励。并且要注意宝宝平均每天摄入多少卡热量的食品。3～6 岁学龄前儿童每天的总热量需要是 900～1800 卡，或大约 40 卡/千克体重。

罪状三：引起骨质疏松症

过量进食糖或碳水化合物，在人体内代谢过程中会产生大量中间产物丙酮酸、乳酸等，使肌体呈酸中毒状态。为维持人体酸碱平衡，体内的碱性物质钙、镁、钠就要参加中和作用。这样，体内钙的不足使肌肉硬化和张力减弱，调节血压的机制紊乱。大量钙被中和，又能让骨骼脱钙而出现骨质疏松症。

罪状四：导致胆结石

研究发现，50 岁左右的妇女吃过多甜食会导致胆结石。据统计，90%以上的胆结石患者，都是较为肥胖且嗜甜食的中年妇女。过量食糖会增加胰岛素分泌，加速胆固醇积累，影响正常食欲，减少维生素、无机盐等营养物质的摄入。中老年妇女多吃甜食还可促发乳腺癌。据研究，女性乳房是高度吸收胰岛素的器官，长期高糖饮食使血中胰岛素水平维持在较高水平，对乳腺癌细胞的生长繁殖起到推波助澜的作用。

罪状五：造成甜食综合征

甜食综合征，就是指因为过量摄取甜食而出现的身体症状。从其表现来看，我们就能有更为深刻的认识。患上甜食综合征，轻者主要表现出无名烦恼、心境恶劣、任性、易冲动、易暴躁等情绪异常，以及头发变黄变白，全身骨骼酸痛，龋齿，儿童弱视、近视等器质性症状。重者可导致高血压与肥胖症。而肥胖者又很容易患动脉粥样硬化、高血压、冠心病、糖尿病、乳房肿瘤等。

如何就甜点造成的身体疾患进行防治呢？首先，不要将甜点当正餐，即吃甜品之类的东西，就不吃饭了。这一点，家长朋友尤其要注意对宝宝甜品的安排，每天定时吃点心，一般在正餐前1个半小时左右为宜，以避免太接近正餐时吃点心，影响了正餐胃口；其次，尽可能将甜品与其他食品搭配起来吃，如为了让点心更有营养，每次可以至少选择两种不同种类的食物，例如面包和奶酪、水果和花生酱。应以“均衡饮食金字塔”为基础，选择五谷根茎类、蔬菜类、水果类及天然食物为主，配合食物多元化的组合；再次，每天的食糖量不要多于20克，重体力劳动者也不要超过30克；少吃巧克力；睡前不吃甜食。

第三节

贪图享受，活着就该“爱”自己

善待自己，也是善待生命，这本身没有什么过错。但表达爱的方式一定要恰当，就像我们爱孩子，就是期望他们成才，而不是整天背着、抱着他们，他们想要什么就给什么。人人都爱身体，但并非嘴里不停地吃着、喝着，脸上这霜那油地伺候着就是爱，因为爱身体，我们更要重视健康。由此，爱有爱之道，享受生活更有享受的方略。

◆恋床十分钟，成为“早餐逃跑族”

现在不吃早餐的现象非常普遍，尤其年轻的女孩儿们。在她们看来，不吃早餐真的是好处多多：不吃早餐可减肥瘦身；不吃早餐可以奖赏自己多睡一会；不吃早餐还帮自己省钱等等。所以，这样一来，这些“懒虫”们，在手机、闹钟预报该起床的第一时间，就将声音关掉，继续自己那“一帘幽梦”。直到按自己掐算的时间已面临迟到可能的时候才会像弹簧一样跳起来。不吃早餐就成为了经常的事情，即便吃早餐的人，也多半是拿两根油条或者是提几个小笼包就去等公交，有的甚至到公交车上，才一手抓住扶手，另一只手拿着包子或油条填饱自己的肚子。

表面看，这是一种很有效果的行为反应，上班没有迟到，早餐吃了，而且觉也睡了。可别在那里偷着乐，其实你做的是得不偿失的工作。因为恋床十分钟，实际上99%的人都不可能睡着；上班虽没有迟到，但紧张和睡得不好的状态让你的工作效率大打折扣；早餐就算是吃了，但对健康没有补益反而多了损伤，因为那早餐的“吃法”很难经得起科学的检验。具体说来，会有以下主要的不良后果：

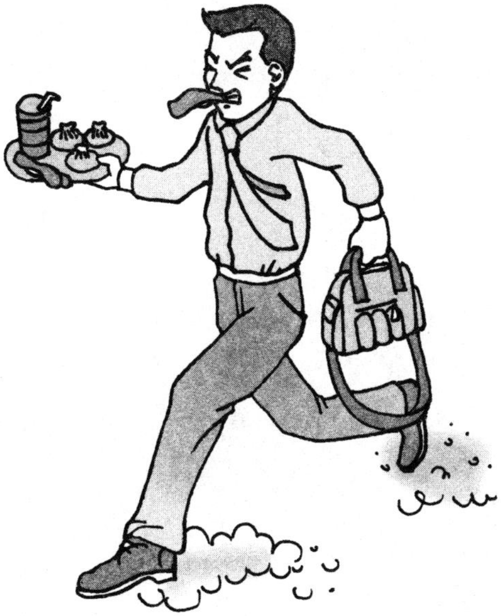

其一：导致肥胖

不吃早餐还会增肥，这一点是出乎很多人意料之外的，这是为什么呢？对于这个问题，我们首先来谈一谈为什么不吃早餐减不了肥。从身体对于营养物质的处理“安排”我们就能看出来，肥胖，众所周知，是因为脂肪蓄积了太多所致的，而身体首先消耗的是碳水化合物和蛋白质，最后才轮到消耗脂肪。所以，即使你不吃早餐，身体对于你储备的消耗，并非就是像你想象的那样，先消耗你想减肥的脂肪。所以，不吃早餐对于减肥是起不了什么作用的。

那么，为什么还会导致肥胖呢？不吃反而肥胖听起来是有那么点不可思议，这跟人的另一个自然的进食规律有关系。

不吃早餐的人，饥饿感和进食欲望加强了，这样一来，在午餐或者晚餐的时候，就会不知不觉被“补”回来，而多余的能量就会在体内转化为脂肪。所以，瘦身不成反而增肥也就多有耳闻。不是吓你，日本的相扑选手，就是不吃早餐只吃午餐和晚餐。营养学研究也证实，早餐是一天中最不容易转变成脂肪的一餐。

其二：慢性病缠身

很多人都知道，早餐很重要，但不吃早餐到底会有什么样的疾患，他们大多并不清楚，感觉一顿不吃没事，两顿不吃不还是没什么事吗？渐渐地，就养成了不吃早餐的习惯。殊不知，此时疾病正在跟你的身体打“持久战”，在你不吃早餐的时候，身体会自我调节，已开始动用甲状腺、副甲状腺、脑下垂体之类的腺体，去燃烧组织。这个时候，人会处于一种腺体亢进的状态，这就是很多人在工作的时候没有什么饿的感觉，而一旦工作结束就能明显地感觉饿了，这也是吃过晚饭就想呼呼大睡的原因。而这时候，人的体质变酸，就容易患上慢性病。

其三：肠胃“造反”

不吃早餐的人，还有个很明显的感觉就是记忆力下降。很多人都有这样的经历，一到单位，感觉自己刚刚打印的文件，怎么说不见就不见了，自己也纳闷，明明刚才自己还看过呀！继而急得团团转。之所以如此，是因为早饭是大脑活动的能量之源，如果没有进食早餐，体内无法供应足够的血糖以供消耗，便会感到倦怠、疲劳、脑力无法集中、精神不振、反应迟钝。或许，这还是轻的，至少没有什么器质性的影响，但如果长此以往，胃长时间处于饥饿状态，就会造成胃酸分泌过多，于是就很容易与胃炎、胃溃疡等亲密接触上了。

此外，不吃早餐还会引起消化道疾病，形成便秘，不仅使抵抗力下降，还会因为糖原和蛋白质的长期耗用，形成皮肤干燥、起皱和贫血。所以，有的家长在劝小孩吃早餐的时候，说不吃早餐会变得很丑是有道理的。

由此可见，早餐的重要性已经不言而喻。那么，吃早餐该有什么基本的讲究呢？哪些东西是适合吃的，哪些东西又不适合吃呢？简单说，早餐的基本讲究就是：维持人体充沛精力和灵敏反应力的蛋白质不能少。所以，适当摄取鸡蛋、酱牛肉、方火腿、里脊肉、辣鸡翅、素鸡豆制品等食物是必需的；为了补充维生素和纤维素，以达到酸碱平衡，早餐还要有些蔬菜和水果（水果食品），如凉拌小菜、蔬菜（蔬菜食品）沙拉、水果沙拉等等。碳水化合物是大脑的“开关”，可以搭配选择没有精加工的粗杂粮，并且掺有一些坚果、干果，如紫米面馒头、芝麻酱花卷、包子、馄饨、豆沙包、坚果面包、吐司、玉米粥等。

值得注意的是，油条、油饼、炸糕等油炸食物，我们不能说全部是“垃圾食品”，但我们同样不主张多吃和长期食用。

◆懒得卸妆，自毁健康的“天然长城”

这样的场景我们基本上不陌生：夏天着丝袜，冬天着羽绒服，对着那些车的观后镜等打粉底、画眉、补妆、涂口红等，城铁里这样的场景也不少见。由此可见，化妆不再是时尚，就跟穿西装要打领带、驾车要系安全带一样。相比之下，尽管男性没那么多事儿，但大宝天天见也早已经见怪不怪了。

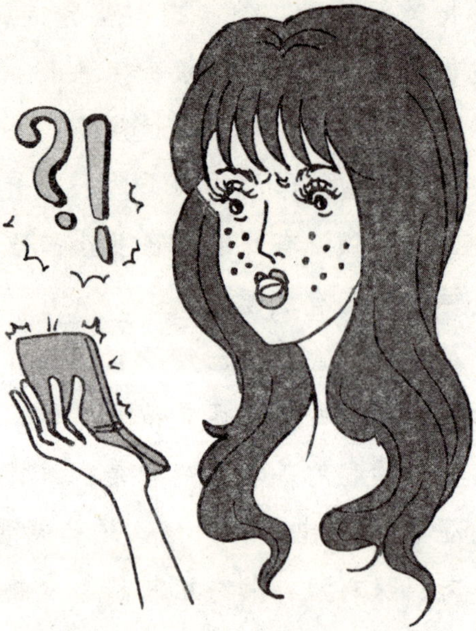

日常生活中，我们看到许多姑娘为了使自己的脸蛋儿肤如凝脂，娇美似玉，白天使用“日霜”类化妆品，夜间搽“晚霜”类护肤品。化妆基本上没有几个人会忘记，男人们都已经习惯了擦点什么，抹点什么，更别说爱美的女性朋友了。有的人甚至没有时间吃早餐，也不会没有时间化妆。但化妆的时候，大体是精心的，可卸妆的时候，很多人怕是没有那么“用心”了。上了一天班，早累了，腰酸背痛，心情好还烫烫脚，否则干脆连脚都不洗就开始睡觉了，还卸什么妆呢！不卸妆不要以为美在夜间继续上演，相反，不仅不美而且还会给你的健康造成伤害，比如长期晚上不卸妆就会出现痤疮，小红疙瘩等皮肤疾病，这是为什么呢？

很简单，不卸妆，影响了皮肤的正常呼吸。

呼吸、排泄和分泌是皮肤的正常功能，可不能小看这些功能的存在，甚至不要小看为你工作的每一个汗孔。从数量上看，皮肤表面布满了密密麻麻多达200～500万个汗腺和众多的皮质腺，汗孔是皮肤呼吸的“窗口”，是人体吐故纳新的重要参与者。研究证实，人体产生的热量，约90%都是通过它们散发出去的。身体之所以能够有一个相对稳定的恒温，能保持在37℃左右，皮肤可谓是功不可没。

由此，如果你白天抹这油、晚上搽那霜的，看上去你对皮肤很是“关照”。但试想，皮肤整天被化妆品覆盖得严严实实，汗腺和皮脂腺这些“窗口”会被堵得密不透风，汗腺排泄不出去，皮脂腺也难以分泌皮脂，长此下去，皮肤就被你活活地“憋”得喘不过气来，岂能不出毛病？又怎能不长疙瘩生痤疮呢？正是从这个角度，我们说，如果将覆盖全身的皮肤看作是保护人体健康的“天然长城”的话，那么，你的那些“关照”就是一场好心没有好报的“错爱”，是在自毁健康的长城。

那么，该如何做好卸妆的工作呢？这里分步骤为你做一个简单明了的介绍。

第一步，卸妆

卸妆并非是打一盆水，用手将水捧起来一浇一搓就可以了事了。一般而言，选择合适的香皂类清洁品可以起到不错的效果。当然，为了彻底洗净皮肤的污垢，最好的就是富有针对性地选用一些卸妆油，可以帮助你彻底除去脂溶性及水溶性污垢。当然，不要顾此失彼，这个下去了，那个又惹上了。所以，选用卸妆油的时候，最好用能用水冲洗掉的卸妆油，乳化卸妆油较佳。

需要特别说明的是，擦抹保养乳类时，要顺着肌肉的生长构造，由脸的内侧向外擦。

第二步，补水

这就有点像我们上网发文件，如果嫌太慢，就会临时性地将那些正在杀毒的软件暂时关闭一样，那时候机器就会处于一种“裸奔”的状态。自然对于病毒的攻击会有一些危险存在。刚洗过的肌肤处于完全无防备的状态，容易受刺激和感染，所以要尽快拍上化妆水，用指尖夹着化妆棉由内向外轻轻拍打，可以在不耽误皮肤呼吸的同时，保养好皮肤。

第三步，按摩

按摩时应顺着肌纹，以一定的方向由里往外，由上往下进行。按摩霜应选用干爽型，避免太油腻。

当然，按摩之后，还可以做些敷脸和补水的工作，可以根据自己的皮肤类型和当下的环境需要等做进一步的卸妆处理。最后需要重申的是，临睡前一定要彻底卸除彩妆，清洁皮肤，然后涂沫适合自己的护肤品。因为夜间是皮肤新陈代谢最旺盛的时候。而且有研究表明，一次晚上不卸妆对皮肤的损伤程度相当于不用彩妆时四天没洗脸。卸妆坚持一次容易，坚持一个月容易，坚持一年、十年就不容易了，如果偶尔有些时候没有卸妆也不要过分紧张，如果你很在意，那么，建议你在第二天睡前做一次去角质护理，然后再敷10～15分钟补水面膜，以此作为间或的补救也是行之有效的。

◆无酒不成席，有酒才吃得香

古语云：“酒色财气四道墙，人人都在里边藏，若能跳出墙外去，不是神仙也寿长。”酒与人体健康之间的关系，其实古人早就有所认识。在《黄帝内经》的《素问·厥论篇》中就有这样的记载：“岐伯曰：酒入于胃，则络脉满而经脉虚，脾主为胃行其津液者也，阴气虚则阳气入，阳气入则胃不和，胃不和则精气竭，精气竭则不营其四支也。此人必数醉若饱以入房，气聚于脾中不得散，酒气与谷气相薄，热盛于中，故热遍于身，内热而溺赤也。夫酒气盛而慓悍，肾气有衰，阳气独胜，故手足为之热也。”

这里说的是什么意思呢？岐伯说，酒为水谷之精，熟谷之液，其气凶悍，所以入于胃后先从卫气行于皮肤而使络脉充盈，经脉和络脉不能同时得到充盈，所以就形成了络脉盈而经脉亏的局面。而脾主胃，脾胃不开，自然津液不行。因此，如果长期饮酒，则酒性热，热则伤阴，所以又会出现阴虚，阴虚则阳气就会乘机进犯胃，因为阳盛伤胃。胃不和则水谷精气无以化生则会出现虚衰的体象，精气虚衰，则四肢就得不到滋养，如果再加之醉饱入房的话，则脾肾俱伤，脾伤了则身体机能得不到运化，肾虚了则没有精气可以滋养脾，所以，酒食之气就会聚而不散。所以通身发热，而且肾中之阴气日衰，这就是常伴有手脚发热的原因。可见，酒喝多了对人体健康的伤害是巨大的。

第一，诱发肝病

酒伤肝，这一点普通老百姓可谓是张口就来，但令人遗憾的是，明明知道不可以，但仍有人以身试酒。从临床的统计就能清晰地看出来，节日后，酒精性肝病发病患者明显增多。长期过度饮酒，造成的肝细胞中脂肪淤积、变性、坏死和再生，最终导致肝纤维化和肝硬化，甚至可能引起肝癌的发生。主要包括酒精性肝炎、酒精性脂肪肝和酒精性肝硬化。

自然，我们也不能谈酒色变。不是所有的饮酒者都会导致酒精性肝病，它的发生与饮酒的剂量、病人的营养状态、遗传和代谢特征等都有很大关系。再说，如果在量上有一个很好控制的话，不仅对身体没有什么坏处，反而还会有益健康。

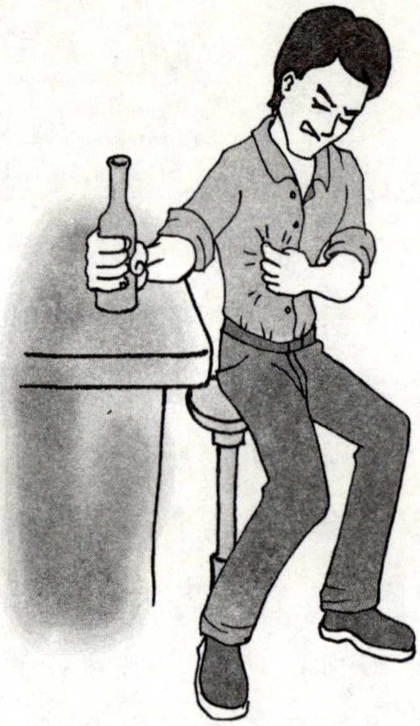

那么，平常所说的“酒伤肝”又是怎么回事儿呢？“酒伤肝”很大程度上都是指的酒精性肝病。参照中华肝病学会对酒精性肝病的诊断标准可以看出：一般饮酒超过5年，折合乙醇量为：男性每天大于40克；女性每天大于20克；或2周内有大量饮酒史（每天大于80克）导致的肝功能异常，及出现相关临床症状者即可判断为酒精性肝病已经发生。所以，以后喝酒的时候，你也可以为自己的健康算计算计。教给你一个乙醇量的换算公式：乙醇量（g）＝饮酒量（ml）×酒精含量（%）×0.8（酒精比重）。

第二，损害性功能

这一点要特别说明，喝酒不仅事关性福生活，而且还关系到下一代。很多人在行房事之前，都喜欢来点酒，烘托一种浪漫的气氛。如果一定要这样做，最好是葡萄酒，而且量一定要少。如果是在晚餐后用高度数的白酒，如果在量上没有一个适量的控制，那就很可能导致性功能的严重损害。来自临床的调查资料显示，在酒精的慢性中毒中，约25%的女性患有顽固的性功能障碍，而男性则高出一倍，高达50%，男患者约40%有阳痿，约8%的男性有射精障碍。在女性的慢性酒精中毒患者中，有约35%的女性存在性兴奋障碍，约15%的人表现为性高潮丧失，自然对性功能及精子的形成和生殖腺也会造成严重影响。

此外，过量饮酒还会造成营养素严重缺乏，因此对大脑会有损伤，造成慢性酒精中毒性精神障碍等。据统计显示，因大量长期饮烈性白酒造成酒精中毒的患者上升28.5倍，死亡人数上升30.6倍，而如果一次性大量摄入酒精，还可能引发胃炎等。

李白斗酒诗百篇，长安市上酒家眠。天子呼来不上船，自称臣是酒家仙。这是多少人理想中的潇洒啊！可是，既然饮酒有这么多的问题，是否就该戒酒了呢？戒酒，我们也不完全提倡，无论是从风俗人情看，还是从日常生活角度出发，酒早已成为了人们生活的一部分。所以，我们在这里更多的是希望大家要有所节制，喝酒不要一味地论英雄，喝出个豪气冲天，而首当其冲的是要控制酒量，啤酒一般男士每天别超过800毫升，女士每天不宜超过600毫升；红酒男士每天别超过360毫升，而女士每天不宜超过270毫升；而以酒精浓度40%计的白酒，男士最好控制在100毫升，而女士控制在75毫升为宜。另外就是像爱人嘱咐的那样：出门在外，少喝酒多吃菜。自然，饮酒更不能空腹。总之，酒虽然是粮食精华，但最好跟喝茶一样慢慢地品，方能了解其中的滋味。

最后提醒大家一句话：我们的生活虽然富裕了，但必须有合理的生活方式才能保证我们的健康。否则，幸福生活刚刚开始，富贵病便会找上门来与你称兄道弟了。欲知有钱人为何爱得富贵病，且听下回分解。

第二章

老板族：养尊处优 当心“安乐死”

身体是革命的“本钱”！当然，此“革命”非彼革命，已经不是“枪杆子里出政权”的革命时代了。此理念已与时俱进，转化为一种为事业、财富、梦想等拼搏的行为了。在奋斗的拼搏岁月里，健康身体的本钱在跟事业、财富等交换，所以明智的人说：年轻的时候拿健康换钱，等有钱的时候，拿钱买健康。而在生活富裕的日子里，一些人又开始拿健康换取快乐了。试想，你的健康还能剩下几何？真可谓“生于忧患，死于安乐”兮！

第一节

别墅综合征：气派豪宅成疾患“大棚”

富丽堂皇的装修、舒展身心的戏水泳池、新潮的光浴室、可以遥控的智能设备……殊不知，舒适、享受的同时，健康问题也随之而来：豪华装修，结果被甲醛中毒症侵袭；蒸桑拿，汗是出去了，但健康也在“舒服”中被“拿”掉了；享受高科技，结果智能化没有享受几天，人体功能却大幅度退化。这不仅是有钱人该如何花钱的问题，更是有钱人该如何养生的智慧。

◆甲醛中毒症：装修越豪华伤害越大

“为了省几个小钱，结果在房屋装修的时候，弄了个甲醛超标，真的是自作自受。”说这番话的是一个姓徐的亿万老板。事实上，这是一种偏见，在后来出席亲友婚典的聚会上，再次见到这位老板的时候，少了先前的意气风发，多了一种身不由己的羸弱感。不问则已，一问则好像是打翻了他的话匣子。

原来，都是他的“百万豪装”惹的祸。说到他的身体，先前只是感觉有那么点视物模糊、头晕、头痛、乏力等全身症状，当时没有在意，感觉只是装修期间公司家里、里里外外几头操心给闹的，也就没有顾得上去搭理它。后来，房屋装好了，辛辛苦苦创下的“舒适”家园，刚享受一个多月，结果就搞得整个人不得安宁，好像身体失控了，出现了持续咳嗽、声音嘶哑、胸痛、呼吸困难等症状，有时候还出现犯迷糊的情况。赶快到医院检查一下，结果是“甲醛中毒症”。提起先前说过的话，徐老板还有那么一点不好意思。

徐老板对甲醛中毒症的认识，实际上在很多人的观念里都存在，在他们看来，甲醛就是因为使用劣质材料滋生的，进一步说，就是那些装修怕花钱的人的事，甚至在一些人那里认为

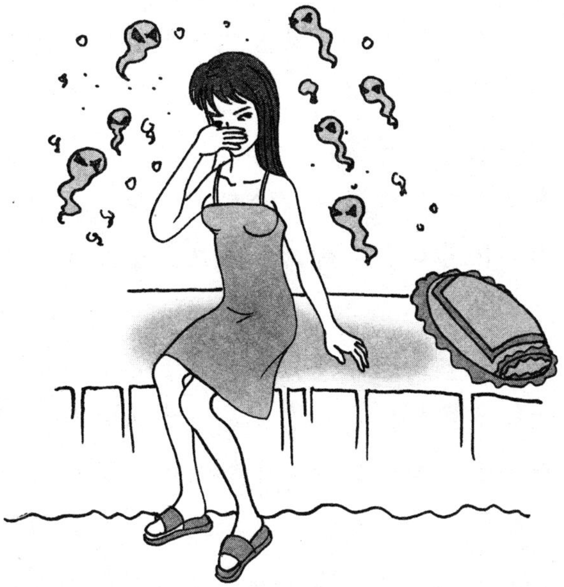

这是典型的“穷病”，事实上并非如此。一项富有针对性的实验表明，约有60%的家居虽然甲醛超标，但装修使用的却是合格建材，甲醛超标主要是由于过度装修，甲醛散发积累所致。由此，亿万富翁的百万装修，让他饱受了甲醛之害，并经历了从轻度中毒到中度中毒，甚至“历经”重度伤害的过程，就是一个明证。

甲醛是一种无色但有强烈刺激性气味的气体，易溶于乙

醇。甲醛在常温下是气态，通常以水溶液形式出现。其用途非常广泛，合成树脂、表面活性剂、塑料、橡胶、皮革、造纸、染料、制药、农药、照相胶片、炸药、建筑材料以及消毒、熏蒸和防腐过程中均要用到甲醛，可以说甲醛是化学工业中的多面手。对这个“多面手”而言，装修中自然有它发挥作用的时候。各种人造板材（刨花板、纤维板、胶合板等）中多会使用粘合剂，因而可含有甲醛。新式家具的制作，墙面、地面的装饰铺设，也都要使用粘合剂。所以，凡是大量使用粘合剂的地方，总会有甲醛释放。此外，某些化纤地毯、油漆涂料也含有一定量的甲醛。清洁剂、杀虫剂、消毒剂、防腐剂、纺织纤维等多种化工产品也含有甲醛。

但任何东西的使用都必须有个限量，有一个标准，一旦使用超越了标准和限量，就会带来不利的一面。不同的装修材料能够释放出不同的有害物质。墙壁喷的涂料，常常含有甲苯、二甲苯、甲醛等有害物质；胶合板、地板革、塑料贴面、塑料百叶窗、壁纸等装修材料均含有甲醛。尤为值得一提的是，甲醛的释放期最长可达 15 年。有研究表明：长期接触甲醛，会引发鼻咽癌、结肠癌、脑瘤、女性月经紊乱及妊娠综合征；严重的则破坏生殖系统，引发染色体异常，导致胎儿畸形，对新生儿和幼儿而言，可能诱发白血病，引起青少年记忆力和智力下降。豪华装修，由于牵涉的装修面积大，为了形式上的整体效果美，要使用粘合剂的地方也相对较多。所以，甲醛的超标对豪华装修而言，则变得较为普遍，并因其对“有钱人”伤害的加大而堂而皇之成为了新时代典型的“富贵病”。

说到这里，还要顺便说一下的是，甲醛伤害身体，一个最为主要的原因就在于甲醛是一种原浆毒物，能与蛋白质结合，吸入高浓度甲醛后，会出现呼吸道的严重刺激和水肿、眼刺痛、头痛，也可发生支气管哮喘。皮肤直接接触甲醛，可引起皮炎、色斑、坏死。经常呼吸含有甲醛的空气，能引起慢性中毒，出现粘膜充血、皮肤刺激症、过敏性皮炎、指甲角化和脆弱、甲床指端疼痛。一项研究结果表明，高浓度的甲醛污染（≥1.0毫克/立方米）可引起细胞突变和癌症（包括白血病）发生。而世界卫生组织发布的153号公告也指出，甲醛污染可以导致鼻咽癌、白血病的发生证据明显。而且甲醛对于生育的影响也是巨大的。孕妇长期吸入可能导致新生婴儿畸形，甚至死亡，男子长期吸入可导致男子精子畸形、死亡，性功能下降，严重的可导致生殖能力缺失，全身症状有头痛、乏力、胃纳差、心悸、失眠、体重减轻以及植物神经紊乱等。

现在，家庭装修越来越复杂、豪华，这满足了一些人追求舒适的欲望，甚至能够满足一点虚荣心。殊不知，过于豪华的装修并不一定能够带来美好生活，由此产生的空气污染反而可能会成为我们身体健康的无形"杀手"。某市一项针对豪华别墅的调查显示，为了追求舒适性和美观的完美结合，大多数人都喜欢选用一些豪华的装饰品，如人造板、大理石以及各式各样的吊灯等等，然而正是这些建筑装饰材料挥发出有害物质，弥漫整个生活空间。统计显示，豪华别墅中有90%以上存在甲醛、苯以及放射性超标的问题。居住在一花园别墅区的王先生称，他今年5月份入住新居后，因门窗时常紧闭，空气不对流，所以，自已和爱人都有喉部不适症状。对此，他专门委托质监专家对其居室环境质量进行检测，结果显示，在关闭窗户4小时后，卧室内甲醛不同程度超标，其中一小卧室竟超标近2倍。

面对甲醛对健康的伤害，人们自然不能坐以待毙，这里建议从以下几点着手，将其驱逐出你的"富贵生活"。

第一，调整观念，少些装饰，多些通风

调查表明，豪华装修与污染程度成正比。

婚典后，去市郊徐老板的别墅小住，特意去看了一下他病况比较严重的女儿的房间，并将此房间和保姆的房间做了一个对比，结果发现，孩子的房间，不仅墙壁上全都贴满了漂亮的壁纸，卧室里的床、衣柜等家具，包括一些小饰品也都非常讲究，处处散发着富丽、时尚的味道；再看保姆的房间却完全不一样。尽管房间不大，通风效果也差了许多，但因为里面装修非常简单，就一张床和地板砖，墙壁也只是用乳白色的漆粉刷了一下。综合检查发现，前者的空气污染严重超标，而保姆住的卧室，各项指标都低于相关标准。

由此可见，装修越豪华、出的钱越多、看上去越漂亮，产生的污染就越少的说法完全是一种误区。

第二，心中有数，豪装伤人早知道

你知道吗？世界卫生组织已将室内环境污染与高血压等共同列为人类健康的十大杀手。这里做了一个罗列，以便读者可以做到自检自查，及时发现问题。

每天清晨起床时，感到憋闷、恶心，甚至头晕目眩；家庭成员经常容易患感冒；不吸烟，也很少接触吸烟环境，但经常感到嗓子不舒服、有异物，呼吸不畅；孩子常咳嗽、打喷嚏、免疫力下降；家人常有群发性的皮肤过敏等；家人共有一种病，离开这个环境后，症状就有明显变化和好转；新婚夫妇长时间不孕，查不出原因；孕妇在正常情况下，发现胎儿畸形；新搬家或新装修后，室内植物不易活；宠物莫名其妙死掉。

第三，循规蹈矩：住居卫生新标准

卫生，远远不是餐具的洁净，也不是地板干净就可以了。如何才能算得上是真正的“卫生”呢，这里列举的标准不仅是说明，也是对甲醛中毒症的防治之法。具体如净高，适宜的净高给人以良好的空间感，不仅不会让人有压抑感，还有助于空气质量的优化，所以，在装修的时候，屋顶不要设置太多的修饰，免得自己被“闷”在污浊的空气中，居室净高低于2.55米时，室内二氧化碳浓度较高，会影响室内空气质量。再就是光照，日照面积的大小和照射时间的长短，这是决定家居卫生的又一个重要的标准，这是因为，太阳照射的面积越大、照射的时间越长，那么，房间利用太阳杀灭室内微生物、净化空气的程度就越高，自然就越能给人以清新活力。所以，装修的时候，居室应以明亮、简洁为基调，当然，另一方面，则不要使用太多的玻璃或者镜子，这样会形成新的污染，即“光污染”。从标准来看，每天日照以不少于2小时为宜。

第四，重拳出击，甲醛污染防治有方

对于甲醛，家庭可以采用的技术有：活性炭吸附法，活性炭的物理作用除臭、去毒、无任何化学添加剂，每屋放两至三碟，72小时可基本除尽室内异味，因此，建议中低度污染可选此法；红茶中和法，用300克红茶泡两盆热水，放入居室中，并开窗透气，48小时内室内甲醛含量将下降90%以上，刺激性气味基本消除；植物除味法，建议采用吊兰、虎皮兰等除甲醛，一般情况下，10平方米左右的房间，1.5米高的植物放两盆比较合适，种植盆栽、芦荟、仙人掌等绿色植物，你还可以选用一些草本空气清新剂。

此外，还需要遵守一些常识，比如在装修前就把好材料关，尽量选购不含甲醛的粘胶剂、大芯板、贴面板，不含苯的烯料，不含纤维的石膏板材等，同时要充分考虑室内空间的承载量和通风量；即使检测合格或治污后，房子也最好再晾晒至少3个月时间后再入住。

◆光浴综合征：别样桑拿“拿”掉健康

蒸桑拿已经成为了老百姓养生的普遍之法，对此，有钱人享受的和我们不一样，他们是怎么蒸桑拿的呢？有钱人正在享

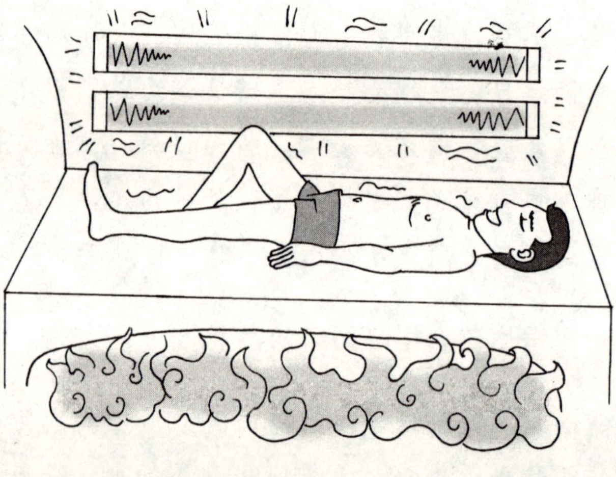

受一种叫“光浴”的桑拿蒸法。很多人对此优越感十足。这不，一个跟李嘉诚喝过几次红酒的郑老板就在享受这样的富足。在他看来，这样的生活才具有十足的现代气息。不仅可以享受日光浴和桑拿的双重养生功效，还可以在一边蒸桑拿的时候一边看书，这是淋浴等达不到的。

光浴真的是一件两全其美的好事吗？事实上，从某种意义上说，这是部分商家对于一种好奇心的迎合而已，光浴实际上

是把光照和桑拿做了一个结合，这种看上去很新鲜，而且因为是光照的形式，也没有那种水到处飞溅的情况，给人的感觉似乎更加“整洁”，但情况却远没有想象的那么良好。这种桑拿形式不仅很难让你的身体在光照和桑拿两个方面受益，而且还很容易让你的身体备受光污染和桑拿之双重耗损，患上另一种富贵病，即这里说的“光浴综合征”。

对于光污染，人们或许并不是十分陌生，尤其对于电焊的强光和建筑、机场等用的“小太阳”多有感受，但对于那些柔美中呈现缤纷色彩的各种有色光，更多表现出来的是喜欢，是一种美的感受。所以，很多有钱人就把那些绚丽的色彩搬进了家里，让自己在单位享受“土皇帝”一样发号施令的感觉，回家还要感受一下几乎“皇宫”般富丽的生活，最为典型的就是光浴桑拿房，里面灯光处理尽管采用的是“强光弱色”或者“弱光强热”，但这样的色彩因为很多人较多地使用在了玻璃镜面、瓷砖和白粉墙上等，使得人们将自己置身于了一个“人造视环境”中。所以，采用光照的形式进行“沐浴”其实就是将自己“浸泡”在了光的污染之中。研究显示，夜晚的华灯造成的光污染已使全世界五分之一的人对银河系视而不见。研究人员之一埃尔维奇认为，现在世界上约有三分之二的人生活在光污染里。

那么，光浴到底会有怎样的身体伤害呢？作为光污染较为集中和典型的光浴房，最为直接的伤害就是对人眼的角膜和虹膜造成伤害，引起视疲劳和视力下降。而据科学测定：一般的粉墙光反射系数值为69％～80％，镜面玻璃光反射系数为82％～88％，滑的粉墙和洁白的书簿纸张的光反射系数大大超过了人所能承受的光理适应范围，高达90％。如果人们长期将自己置身于这样的环境中享受“光浴”生活，那么，轻则视网膜会受到不同程度的损害，视力急剧下降，重则可引起白内障。此外，这种污染还会使人头昏心烦，甚至发生失眠、食欲下降、情绪低落、身体乏力等类似的精神衰弱的症状。

既然是光浴综合征，那就还有另一个方面，即桑拿之患。无论是水的还是光的（水相对于光更有利于维持恒温，且因为有矿物成分更有利于身体健康）都有一个特点是高温。通常人们都会说“蒸”桑拿，人们普遍的认识也就是高温，不过这里要提醒你的是，蒸还跟水有关，所以，相对于光浴而言，“蒸”本身更有益身体健康。现在有钱人倒好，不“蒸”了，属于是用灯光照射“烤”桑拿，这一蒸一烤，区别就大了，蒸桑拿具有疏通血脉、松弛神经、驱除疲劳等健身功效，还能加速皮肤新陈代谢，增强皮肤的弹性和光洁度，但这“烤”桑拿的危害则不容小视。

首先，光浴使心脏负担加重。具体说来，桑拿房里的温度一般都超过正常体温约10℃左右，这个时候，人的身体就好像被施加了高压，像是浑身被抽了一下一样，各个组织细胞都处于一种“快马加鞭”的运行状态中，新陈代谢显著加快，皮下血管扩张，皮肤血流量比平时增加3～5倍，回到心脏的血流量也显著增多，这势必会使心率加快，冠状动脉收缩，心肌耗氧量增大，心脏工作量增加，使原本就脆弱的心脏不堪重负。

其次，光浴使皮肤伤害严重。光浴之下，大量热气蒸腾会使皮肤在短时间内迅速脱水，这一点，往往被人们忽视，甚至认为是通过出汗在排毒，这种认识的偏差和反应的延迟，会造成人体皮肤干燥和粗糙，最为明显的是女性皮肤出现黄褐斑。那么，男性是不是就可以吹着自在的口哨尽享光浴桑拿的惬意了呢？自然不可以，男性不仅同样会受到来自光照对于皮肤的伤害，同时，还可能致精子于死地。男性的精子储存在睾丸里，阴囊可以说是睾丸的温度调节器，当环境温度比体温低1℃～2℃时，即在34℃～35℃的恒温条件下才能正常发育，顺利产精，温度过低会影响精子发育，温度过高则致精子于死地。

此外，光浴桑拿还能诱发癫痫病，导致不孕症，引发真菌性肺炎。所以，对于光浴桑拿，不能盲目追求个性，不能盲目赶潮流。对光浴桑拿，我们的立场自然很明确，能不装就不装，能换装就换装，如果这些都没有商量了，那么，下面几点就必需是要参照执行了。

第一，“家”装风格

说这话的意思很明确，就是家要像个家。去过一些千万富翁的豪宅，你走进去，总好像是在“喜来登”或者是“希尔顿”住宾馆，没有家的感觉。看上去这一点跟光浴桑拿房没有多少关联，但不管是置身于一个家的环境中“沐浴”，还是在一个酒店里享受桑拿，要的都是一种气氛，是一种宏观的东西，笼罩其中自然就会受到影响。由此，这里要多说一句，别墅是比普通的家居面积更大，档次更高，也更够现代，也更有足够的空间让你去彰显品位和个性，但奉劝那些有钱人，不管怎么样，那毕竟是“家”，如果将“家”弄成了酒店，那么，心也就失去了归宿感。

第二，合理布灯

合理布置灯光，显然，这里不单指亮度、位置、角度的合理性，还包括颜色格调、光源类型、配光方式等一系列问题。为什么这么说呢？20 世纪 90 年代初，美国科学家曾做过一个著名的色块刺激实验，发现不同颜色（光频率）对眼疲劳的影响有着明显的差异。针对这一原理，很多国家都在对照将自己的生活方式做了一些改善。比如，德国就在进行室内装修，尤其是在粉刷墙壁时，理性地使用一些浅色，主要是米黄、浅蓝等来代替刺眼的白色。自然，有钱人很多都是大忙人，没有时间去研究那些具体的东西，这里我们就告诉你几个可以掌控的原则。

一是要注意色彩的协调；二是要避免眩光，以利于消除眼睛疲劳，保护视力；三是要合理分布光源，顶棚光照要照亮；四是光线照射方向和强弱要合适，避免直射人的眼睛。

第三，谨慎选材

环保，早已成为了装饰的一种新时尚，也是顺应健康养生大潮之后，对关乎健康养生的死角的一个清理。针对光浴桑拿房屋来说，建议你尽量不要选用玻璃大理石、铝合金等材料，涂料也要选择反射系数低的。这一点，可以从欧美一些发达国家的别墅小区在外墙上很少使用玻璃幕墙，甚至明文限制使用釉面砖和马赛克装饰外墙等看出端倪。

第四，正确选浴

首要的选择就是选择水浴，少用或者不用光浴。再者就是尽可能一次确定用一种温泉。很多人在“沐浴”桑拿的时候，无论是在家还是在度假村或者商务会馆的总统套房里，都喜欢来个冷热交替，以为这样可以补养身体，还可以在“冷酸灵”

的感觉中"锻炼"自己的身体，其实，不仅不补，还伤身体。

温泉按其温度分为五种，即水温在25℃以下的冷泉、水温在26℃～33℃左右的微温泉、水温在34℃～38℃左右的温泉、水温在38℃～42℃左右的热温泉、水温在43℃以上的高热温泉。所以，如果在高温和低温之间迅速转化，不仅不会起到"锻炼"的作用，而且还会伤及身体，轻则感冒头痛，重则会让心脏在这种冷热交替刺激下不堪重负。

第五，科学洗浴

正确洗浴，这里不是要说怎么搓背，那是专业人士的事情，这里对有钱的老板们要说的是方式。有钱人住在别墅里，往往浴缸近乎奢侈，跟小游泳池一样，从尺寸的角度看，想怎么泡就怎么泡，是一点问题都没有。但实际上，姿势的选择是有讲究的。泡温泉的姿势一般有坐式、卧式和足浴三种。

具体说来，坐式浸浴是泡温泉者坐在水中，仅下腰部、臀部、大腿根部、阴部浸入热水中，此种泡法可以改善盆腔和阴部血液循环，产生消炎止痛作用，同时还有镇静催眠作用，适用于有慢性盆腔炎、前列腺炎、便秘、痔疮、脱肛、妇女月经不调、痛经、下肢风湿关节痛等的人；卧式浸浴即泡温泉者仰卧水中，头颈部和前胸部露出水面，身体乳头线平面以下浸入水中，此种泡法可以减少浸浴时对胸部的压力，减轻心肺负荷，适用体质较弱者；足浴则只需把双脚及踝关节浸入温水中，有"引血下行"的作用，可以减轻高血压患者脑部充血的现象，适用于有高血压、失眠、月经过少以及足部风湿疼痛等的人。所以，有钱人在"泡"温泉的时候，不要以为浴缸浴室大得很，想怎么"泡"就怎么泡，是需要你"对症、对体质"

来选择姿势的。

此外，还要注意不能饿着肚子泡温泉，但也不能在吃得太饱之后去泡温泉，否则都可能出现头晕、恶心、疲倦等情况。而熬夜后感觉疲惫、过于兴奋或生气，也都不宜泡温泉。泡温泉虽然惬意，但不能过于频繁，一般来说，两次中间要隔上3～7天，而且每次泡温泉的时间不宜太长，要自我限时。一般情况下，每次泡温泉的时间最好别超过15分钟。否则由于泡温泉时心跳加快，血压升高，心脏负荷加重，可能会对身体健康不利。

◆智能综合征：家装智能化，人体功能在退化

全球首富比尔·盖茨，大家都知道，很多人更知道他那座造价5200万美元的智能化豪宅。怎么个智能化？据说，当主人的汽车驶入院内，感应器已经把信息传送到控制中心，而房间内的灯光、空调、音响也就随之进入了预定工作状态。当驱车拜访的人还没有下车，主人在视频控制中心便看到了外边的情况，一个按钮，开门系统自动打开。据说，当窃匪翻窗而入，别说撬锁而入，就是远离主人居住的房屋还有500米的时候，安防系统的探测器就会立即感知，并触发报警，响起120分贝的警笛，同时拨打6路报警电话，灯光闪烁，触发摄像机开始录像……这是比尔·盖茨的豪宅。

别说是比尔·盖茨，就是很多普通的有钱人家，家庭智能化的程度也已经达到了很高的程度。比如，用手机打个电话，就可以把家里的空调提前打开，让主人赶到家里的时候，已经可以享受夏天的清凉和冬天的温暖；如果遇到刮风下雨的天气

而又忘了关闭窗户，主人就可以坐在老板椅上通过远程控制来关闭窗户。在家里就更不用说了，一个小小的无线遥控器，就可以控制家里的灯光、音乐和视频系统。总之一句话，就是只按一个键，基本上日常的要做的想怎么样就能怎么样：餐厅灯缓缓开启并调到最适合的亮度，关闭电视，音响悠扬响起，最爱的轻音乐在窗帘徐徐打开中轻缓飘出……于是，无论您在世界哪个地方，只要有网络，只要有手机信号，就可以通过电脑（笔记本）、手机、PDA随时随地看家中的情况，看小孩、看老人、看保姆、看宠物……

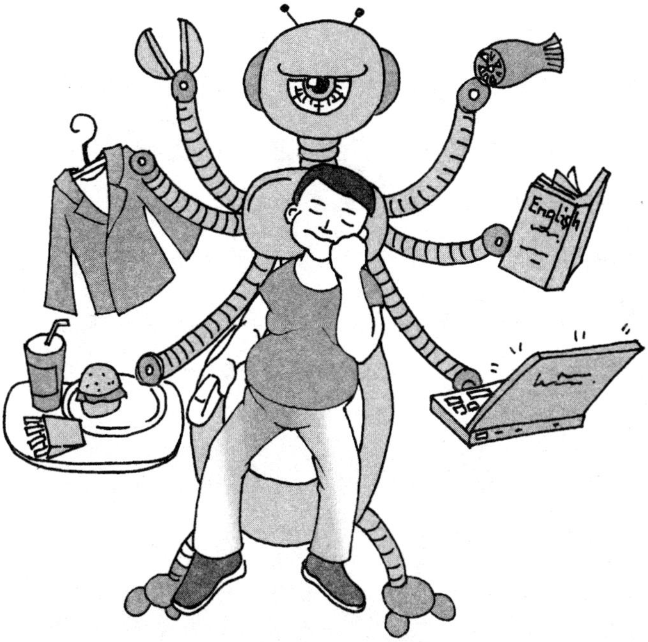

酷吧，酷！够个性吧，够个性！够现代吧，一点没问题。但这里不是要故意扫有钱人的兴致：这些智能化豪宅或家装虽然改变了富贵人的生活方式，但也在悄悄地耗损着你们的健康。

为什么舒适、便捷的智能化生活会带给人健康隐患呢？不仅是因为那些现代化设施给你的辐射，那些电子对于你生活的干扰，一个重要的原因，就是你的生活少了很多舒展身体的机会。也正是如此，有人开玩笑说：幸好有一句俗语说“富不过三代”，否则，这些一代代传承下去的有钱人，在数百年或者千年后的某一天，就可能进化成了头大身子小的“怪兽”了。说这话，自然有玩笑的成分，但这反映的一个问题是，大脑的高速发展，让身体在享受中开始了退化，出现了一种身体自身发展的不协调性。

智能化导致的人体功能的退化，还有一个很直接的原因，这就是人们在享受智能化生活的同时，身体减少了运动的机会，而增加了疾患的发病率。原来要走到窗台去掀开窗帘，然后接受那些阳光的沐浴，现在，还在床上就一个按钮搞定了。原来一个家庭主妇因为做饭要去厨房洗菜，因为听音乐要去有家庭影院的房间，现在，进行各种器械操作的机会都没有了。可别小看这样的室内运动。英国的工效学专家提出这样一个有趣的问题：一个人一生中大约能走多少路？每天大约步行多远？专家们经过研究和计算，便得出一个确定的结论：居住在现代城市中的欧洲人一生中（按平均寿命计算）大约步行80500公里。这一数字跟郊区和农村人远远不能相比，就这个数字，按人的平均寿命70岁左右，一年365天，70年共有25550天。这样一算，我们每人每天才平均步行3公里多一点的路。如果划分到室内因为各种原因走动的步伐大体占到了约1/3的话，那么，一个安装智能化的家庭和不安装智能化的家庭相比，前者的运动就比后者少了数万公里，试想，日积月累，这是一个怎样的步行锻炼。反过来，缺少这数万步的人身体又会处于一个怎样糟糕的状态。

打个比方说，把身体比喻成一架神奇的机器，把心脏比作机器的发动机，人体的其他组织器官就好像机器的零部件。如果机器经常运转，加上平时的润滑保护，那么机器的各个零部件能够很好地配合工作；一旦闲置不用，机器就会生锈，零部件的运转也就失去了灵活。尤其是对心血管系统和消化系统的影响最大，然后会波及人体的各个部位。首先，心肺功能会下降，组织细胞获得的营养物质和氧气不充足，人体极易产生疲劳感。由于运动不足，摄入的能量不能被完全消耗，多余的能量就会以脂肪的形式储存起来，容易发生肥胖。血液里脂肪含量增多，一些脂肪会附着堆积在血管壁上，容易引发动脉血管硬化、心肌梗死、脑梗死等疾病。这些病症的发生，其严重的后果就是猝死。

那么，该怎么办呢？面对这些现代智能化带来的问题，我们主张你适当参与保姆的工作，多做家务，将家务当作是一种新的运动。特别提醒有钱人，别什么都用钱去解决，一旦身体出问题了，就把希望寄托于保健品和药品，却忘记了应从根本上解决问题。有钱人自然不在乎那几个保健品小钱，但关键的问题是，这些保健品或者起不了什么作用，或者干脆就没有什么积极作用，反而有副作用。所以，奉劝有钱人，听一句老话：有钱不是万能的。既然是运动不足引发的这些问题，那么就让身体运动起来吧，这正好印证了一位著名的医学家曾说过的话——家务是人类健康的良药。澳大利亚一项研究结果表明，多做家务可降低人体血糖水平，从而降低罹患糖尿病、心脏病的风险。

家务运动，对身体各个部件起到的是一个整体协调性的作用。自然，不同的家务运动的运动量和锻炼的部位也不一样。比如在水池洗菜淘米时，上身有意识地掌握上下起伏的节奏，可以起到腰部、肩部活动的作用；烹调菜肴时，一手掌勺、一手拿铲，在翻动炒勺时可以锻炼臂力和腕力，甚至颈部也得到了活动；擦地板时，建议不用那些吸尘器，而采取弓身姿势直接用抹布来回擦地，这种方法不但将地面擦得干净彻底，还可以促进全身的血液循环。

第二节

风流病：欲你所欲当心“伤财劳命”

许多老板族有一句经典台词：爱人、情人、小秘一个不能少。

他们不仅要求餐桌上丰盛，还要求情感世界也丰富。找一个爱我的人过日子，找一个我爱的人做情人。不仅如此，小秘、包二奶等则以各种“名分”存在着，且不问精神上的爱是否可以分流，只问你一下物质上的身体是否能够分身？

◆爱贵专一：沾花惹草引发“艾滋病”

“这是心的呼唤，这是爱的奉献，这是人间的春风，这是生命的源泉”，多少年来，一首《爱的奉献》唱响了大江南北。爱，无论庶民百姓还是达官贵人，无不在以自己的方式表达着爱，践行着爱。而如今，爱都已经快泛滥了，不仅是嘴巴上说得泛滥，实际生活中，更是以爱的名义做到了“又泛又滥”的事。

中国有句话叫做饱暖思淫欲，而随着性开放，人们更将此话愈演愈烈。性不再是表达爱的身体融合，不再是爱到至高境界的一种难以言传的语言，而是一场娱乐性的游戏，同时拥有两个甚至更多的性伴侣成为了很多人的一种“时尚”。既然是一种“时尚”，那么，在随波逐流的时候，难免会遇到礁石，如果在对待“性福”问题上，持一场游戏一场梦的生活态度，如果性福生活体验太过丰富，爱人、情人、小秘一个都不能少，试想，一桶水能浇得几方园？自然，泛滥的爱对健康会造成极大的不良后果，艾滋病就是健康的“杀手”之一。

艾滋病是一种病死率极高的严重传染病，英文缩写 AIDS，是由艾滋病病毒引起的一种严重传染病。艾滋病病毒侵入人体

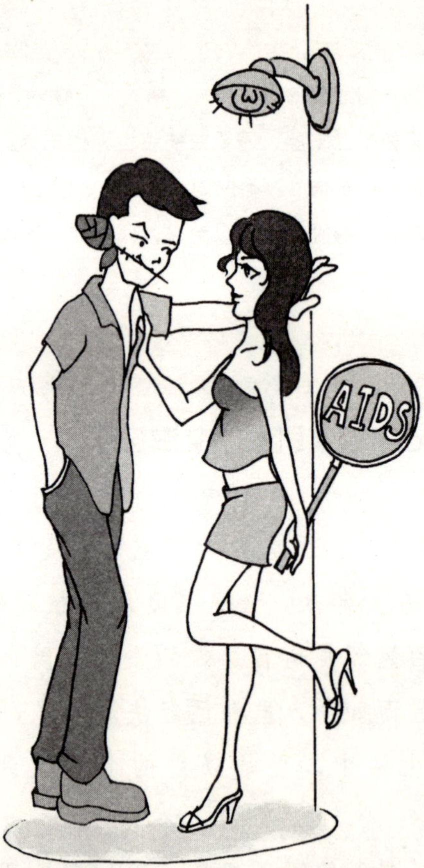

后会破坏人体的免疫功能，使人体发生多种难以治愈的感染和肿瘤，出现原因不明的长期低热、体重下降、盗汗、慢性腹泻、咳嗽等症状，最终导致死亡。

多个性伴侣属于我们常说的性乱，即性行为的对象不专

一，这是非常容易引起艾滋病病毒感染的高危行为。参与性乱活动的人往往都与多个人有性关系，其中多数人都可能染有性病，甚至染有艾滋病病毒，所以性交的对象越多，就越容易染上性病和艾滋病。跟踪调查显示，有一位富翁，每年平均与20至30名妇女发生性关系，在与这位男子有过性接触的16名妇女中，竟然有5人感染了艾滋病病毒，有4人出现了艾滋病的典型或不典型症状；其中有3人仅与富翁有过一次性交史。有专家曾对艾滋病高发的纽约等4城市的800位异性恋者进行了调查，调查对象分为两组，一组人过去5年间仅与同一性伴保持性关系，另一组每人5年间至少有6个性伴。结果发现，艾滋病病毒阳性率前一组仅为0.25%，后一组则达到6%，是前一组的24倍。

这里要提醒那些“以性为乐”的人们，不要误以为跟不同的人有了丰富的性体验就什么事都没有。一般而言，在受艾滋病病毒感染后多数人没有任何不适感觉，只有通过专门的化验才能发现，有的在受感染1～3个月内还有可能查不到抗体。更何况，即使是有钱人，也不会有意无意地就往疾病预防和控制中心去做检测。所以，这使得艾滋病病毒的传染隐蔽性更强。当然，也大可不必“谈性色变”，可以确认的是，合法夫妻双方都未受艾滋病病毒感染，并且在性关系上互相忠诚，这样的性行为是安全的。

多个性伴侣从行为动机上看，一些人是主动的、有意识的，甚至带有谋划的性质，而另一些人则是无意识的。社会上较为普遍存在的试婚现象就是这样的一种情况。还没有结婚，先跟夫妻一样开始体验性生活，开始在一起过日子，而一次意见分歧，一次争吵，就会造成两个人以“性格不和”为名分道扬镳，然后开始下一轮的试婚。这种情况，在实质上已经成为了性乱的行为，出现了与不确定的多个性伴侣发生关系的情况。因此，要奉劝这类人，爱情需要碰撞，但婚姻是经营出来的，而不是试出来的，况且在婚前，即使是恋爱对象之间的性关系也并不安全，因为恋爱关系不受法律约束，而道德对恋爱者行为的约束力是极其有限的，如果谈恋爱期间就发生性关系，恋爱对象又是不专一和不稳定的，说不定婚姻没有“试”出个满意的结果，自己倒把自己送入了“艾滋病患者”的高危人群之列。

生活条件好了，这样的行为比率相对地也高了很多，最后让我们来看一些数据，方便我们加强这方面的意识。一项对2400位女性进行的问卷调查报告显示，1.73%的调查对象除丈夫外还有其他性伙伴；不过报告同时指出，由于该项调查内容涉及个人隐私，会存在一些拒答和瞒答的现象，所以估计婚外性行为的实际情况要高于该项调查结果；一项针对在校大学生的问卷调查显示，有10.2%的大学生有婚前性行为；而对某城市的调查显示，外来未婚年轻女性的婚前性行为已非常普遍，工厂女工约为50%，服务业更达到80%，更换或同时有多个性伙伴的现象也不少。

这里要特别声明一点的是，沾花惹草造成事实上的多个性伴侣是引发艾滋病的一个重要因素，但并非是说所有的艾滋病患者都跟这种“博爱”有关系。因此，对于艾滋病人们依旧要具体情况具体分析，否则，一概而论就会让那些患者身心俱伤。而且切实的关爱依然是全社会都应该积极去做的事情，这一点我们在下面预防措施中也会进一步明确。

如何进行预防呢？艾滋病主要通过性接触、血液和母婴三种途径传播。在世界范围内，性接触是艾滋病最主要的传播途径。艾滋病可通过性交的方式在男性之间、男女之间传播。性接触者越多，感染艾滋病的危险性越大。共用注射器吸毒是经血液传播艾滋病的重要危险行为。输入或注射被艾滋病病毒污染的血液或血液制品就会感染艾滋病。使用被艾滋病病毒污染而又未经消毒的注射器、针灸针或其他侵入人体的器械会传播艾滋病。

同时，需要提醒的是，艾滋病只是性病的一种，是一种很严重的性病。但无论哪种性病，其患病的根源多是以性生活的泛滥，也就是多位性伙伴为前提。所以，性保健和预防显得尤为迫切。

首先就是要洁身自好，加强自我保护的意识，性伴侣尽可能专一，夫妻之间彼此忠诚，可以保护双方免于感染艾滋病和性病；其次就是每次性交都必须使用安全套，这一点对较为含蓄的国人来讲，尤其要坚持。大家看一些影视就知道，很多时候，国外小孩在上学的时候，家长不是提醒孩子路上小心之类的话，而是说别忘记带上安全套，尽管在我们看来有太多夸张的成分，但可适当借鉴，毕竟防患于未然。此外，要尽可能避免不必要的输血和注射。

◆肾亏虚：流“精”岁月扭亏为盈

肾虚了吧？你今天补了吗？这是现代很多老朋友见面后常说的玩笑话。

中国有句古话叫“温饱思淫欲”，这是人性的一种体现。生活富裕了，钱包鼓起来了，于是很多人就将“性福”提到一个新的高度。这也是中国经济改革三十年后的今天，为什么那些色情场所像雨后春笋般层出不穷并屡禁不止的原因。所以，对于肾，不仅是男人之间开玩笑，很多结过婚的女人也爱开此类玩笑。看那些满天飞的性方面的广告，你就会感知到它的存在和影响力了。

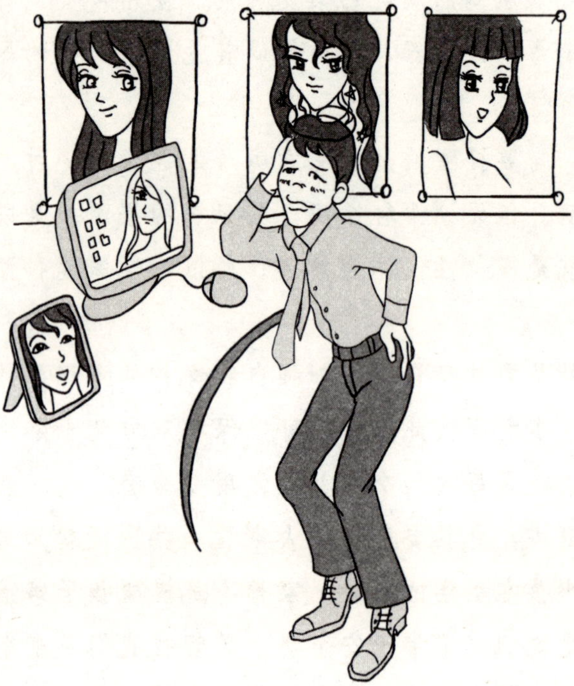

且不说我们的老板族喜欢搞多个性伴侣，就说过上了小康生活但“生活单一”的大众，让我们来看看他们的肾在承受着怎样的负载。有人新婚了，在随后的日子里，平辈之间开玩笑常会有类似这样的幽默：“不是喜欢打篮球吗？才几天呀，怎么跳不起来了?”对于女性，则更多了，较为典型的就是如“哦，看这精气神，看这气色，想来，你这朵花，没少被你们家那口子浇灌哦。”这里，十分诙谐地对房事做了一个艺术性的说明，同时也说明了肾在频繁房事前后的盛衰起落。中医认为，在房事行为中，男人主动，女人主静。所以，男人和女人在享受性福生活的过程中，其表现各不相同。一般而言，男性多有大汗淋漓之态，会比女性更“累”一些，这也是为何很多男人将性事看成是“重体力活”的原因所在。

性和谐是家庭和谐的重要组成部分，正是从这个意义上我们说，肾关系的不仅是身体的健康，还挑着“家和”的重担。中医认为，肾为先天之本，是人体生殖发育的根源，是脏腑机能活动的原动力。肾的精气从作用来说可分为肾阴、肾阳两方面，当二者处于平衡状态的时候，就健康如常；当这一平衡遭到破坏后，就会出现肾阴、肾阳偏衰或偏盛的病理变化，如肾阴偏衰不能制阳，会出现阴虚阳亢的病变，即肾阴虚（俗称肾水不足），表现为腰膝酸软、五心烦热、头晕耳鸣、失眠健忘、盗汗、男子遗精早泄；女子经少、经闭、大便秘结、舌红少苔、脉细数等。而肾阳偏衰则为肾阳虚（俗称命门火衰），表现为面色皑白或黧黑，腰膝酸冷、精神不振，男子阳痿早泄，女子宫寒不孕、遗尿浮肿、五更泄泻等。从这些症状就可以看出，肾虚不仅仅表现为性功能方面的改变，还包含着全身的一系列变化，因此，肾的调补在人体生命活动中占有极为重要的地位。

肾该怎么补呢？在这里先要就“补肾”做一个说明，中医认为，肾为先天之本，是受之父母的，是不能“补”的。平常人们习惯说“补肾”，其实际的含义是，扶助身体将肾气的耗散降低到最小的可能，尽管不会因为补而多起来，但少耗散从另一个意义上也就是补。那么，到底如何能“补肾”呢？

大家知道，中医讲究辨症论治，对症下药，就像是会说话的人一样，可谓是“见人说人话，见鬼说鬼话”。所以，补肾也需要区别对待。具体说，就是要辨明阴阳，分清阴虚阳虚。从药物的角度来讲，肾阴虚一般可服用我们所熟悉的六味地黄丸；肾阳虚可用温补肾阳的经典方剂复方雄蛾益阳胶囊（口服液）来进行疗治。其他可在医生指导下选用的药物有肾宝、玉苁蓉、金匮肾气丸、右归丸等。需要特别提醒的是，在用药的时候，要根据自己身体症状辨证施治，弄清肾阴虚还是肾阳虚是关键。而肾虚仪器是检查不出来的，是通过中医辨证来确认的。所以，建议在自己判断不准的情况下，一定要到医院咨询专业医师。补药不能乱吃，补肾也不能乱补。

从食疗的角度来看，肾阳虚表现为“寒”的症状，性功能不好也会导致肾阳虚；肾阴虚表现为“热”的症状。肾阳虚可以吃狗肉、羊肉、韭菜来进行食补；肾阴虚可以吃哈士膜、黑木耳、黑芝麻、小核桃等进行食补。此外，虾，味甘、咸，性温，有壮阳益肾、补精、通乳之功；泥鳅，味甘，性平，有补中益气、养肾生精之功效，对调节性功能有较好的作用；驴肉，性味甘凉，有补气养血、滋阴壮阳、安神去烦之功效。驴肾，味甘性温，有益肾壮阳、强筋壮骨之功效，可治疗阳痿不举、腰膝酸软等症；牡蛎，其味咸，性微寒，有滋阴潜阳、补肾涩精之功效，男子常食牡蛎可提高性功能及精子的质量。对男子遗精、虚劳乏损、肾虚阳痿等有较好的效果；鹌鹑，可补五脏、益精血、温肾助阳，男子经常食用鹌鹑可增强性功能并增气力、壮筋骨；鸡蛋和牛奶、蜂蜜煮成大米粥，可以帮助迅速恢复体力，因此，我国民间也流传着新婚晚餐煎鸡蛋的习俗。其他还有如荔枝、麻雀、羊肾、枸杞子等。

那么，您到底虚不虚呢？很多人性生活一频繁了，就担心起自己是否“肾虚”了，这里，为你做一个简单的自测，方便你自我了解。请根据您的自身情况，在每题前的方框中打上“√”或“×”。如果回答中有三个以上的“√”，就表明您的肾脏已经发出了警报：您很可能面临肾虚的问题。

□ 尿频：是否小便无力、淋漓不尽？

□ 腰痛：是否在阴雨天腰痛会加重？

□ 畏寒：是否因天气一转凉就手脚冰凉？

□ 淡性：是否对房事不感兴趣或总不满？

□ 健忘：是否睡眠不好又经常丢三落四？

□ 便秘：是否常便意十足但却久便不下？

第三节

文明病：细节成就身体健康

很多有钱人爱吃海鲜，殊不知，吃海鲜不仅可能会吃出高胆固醇，还可能吃出肾病；自从空调发明以来，有钱人的生活可谓更加幸福，即使在炎热的夏天，一个按键就能让你想多凉快就有多凉快。然而，在不知不觉的富贵生活中又患上了空调病；短路开车去，国际洽谈飞来飞去，却有人在时区跨度中患上了“时差病”。当有钱人在享受现代文明时，一些富贵病也正在逼近。究其根源，正是舒适的生活环境和懒惰的生活方式，成为了富贵病滋生的“土壤”。

◆海鲜综合征：吃海鲜，啤酒悠着喝

从一位想开海鲜酒楼的老板那里得知，海鲜酒楼有三不错：远远望去，外部装修不错，是为有档次；走到近处，好车满地，是为人气不错；走到里面，海鲜之香扑鼻，是为味道不错。从这位精明的老板的话里，我们大体能感觉到海鲜对于有钱人生活的影响。自然，在够品位的酒店吃海鲜，不仅是解决温饱的问题，同时，还彰显了一种身份。

海鲜种类繁多，包括：鱼类（海水鱼、淡水鱼）、虾类、蟹类、螺贝类、头足类（章鱼、鱿鱼、乌贼）等。作为一种美食，不可谓不丰富。那么，海鲜真的就可以当饭吃吗？真的就

可以一边豪吃海鲜、一边豪饮啤酒，可以在餐桌前上演人生得意须尽欢吗？事实上，吃海鲜也隐藏着健康疾患。最为人们熟知的就是吃海鲜喝啤酒容易出现痛风。再者就是虾、蟹、卵黄、贝壳类含胆固醇较高，过多食用则有可能使人体胆固醇升高。仅仅是如此吗？事实上，在啤酒的掺合下，人体正在经历的不是美食的体验之旅，更多的是对于健康的争夺。

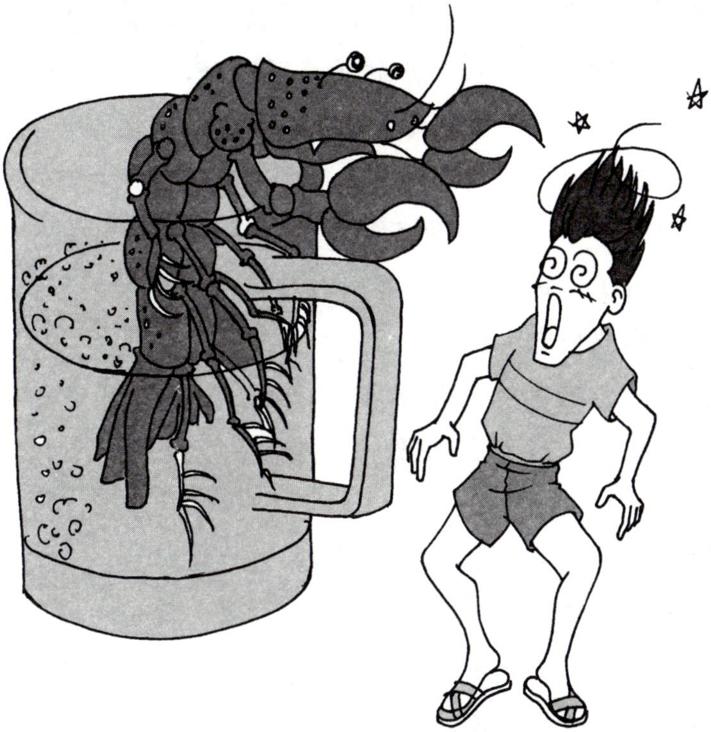

几乎没有“干”吃海鲜的，吃海鲜的人基本上都会喝点各色的扎啤。尽管这是很多有钱人的习惯吃法，但却并不一定就值得“拷贝”。营养专家指出：海鲜是高蛋白、低脂肪食物，含有嘌呤和苷酸两种成分；啤酒则含有维生素 B_1，是嘌呤和苷酸分解代谢的催化剂。如果把几者混合到一起，那么就会出现以你身体为容器，以嘌呤、苷酸与维生素 B_1 等物质为原料进行的化学作用，作用的结果就是导致人体血液中的尿酸含量迅速增加，破坏原来的平衡；尿酸不能及时排出体外，就以钠盐的形式沉淀下来，形成结石或痛风。这就是很多有钱人，吃几次海鲜，还落得个满身红疙瘩、痛痒不止的原因。严重的还会出现满地打滚、无法行走的情况。

吃海鲜的危害，一般情况下，不是专业人士不会有太多感触；但是有一点是很多人都深有体会的，那就是一些人在吃过海鲜、喝过啤酒之后，会感到肠胃不舒服，有拉肚子的经历。这是因为某些依附于大型海鲜体上的微生物依然存活着，只不过它们寄生的对象换成了人体而已，这样说或许有那么一点恶心的味道，一方面是因为客观如此，另一方面则是为了提醒你。但拉肚子，说明情况不是那么糟糕，至少你身体里的土著微生物将那些外来者战胜了，并通过排泄的方式将其驱逐出境了，自然，一来就可以帮助你挺过去。如果身体没有坚持下来，或者出现了其他更为恶劣的症状，则说明你身体被打败了，那你得赶紧去医院。

顺便要提一下，海鲜和啤酒的搭配危害健康。其实，啤酒和烧烤的搭配也一样危害多多。最为主要的就是烧烤所需要的肉，经过高温熏燎，成为致癌物质——霉变菌。这种菌类可以直接导致直肠癌、咽喉癌。

当然，并非说海鲜成为了我们只可远观不可近食的禁品，而是在吃法上要做一些考究。怎么吃海鲜呢？以下三个方面是那些经常吃海鲜的有钱人要注意的：

第一，搭配

吃海鲜不宜喝啤酒，建议你可以大量饮用开水，以便及时将尿酸排出体外。因为食用海鲜时饮用大量啤酒会产生过多的尿酸，尿酸过多便会沉积在关节和软组织中，进而引起关节和组织发炎。因此，有关节炎的人应少吃或不吃海鲜。如果你觉得那样吃海鲜没有那种豪气的话，那么，建议你最好别生吃，先将海鲜水煮一下，这样可以最大可能地减少嘌呤和苷酸的含量。当然，能展示你豪气的还有一个方式，就是适量地喝点白酒，这样可以帮助杀菌。如果同时点一些富含维生素A、维生素C、维生素E的蔬菜，则更有利于减轻尿酸盐的沉淀，但菜花、菠菜和蘑菇除外。

第二，吃法

生吃海鲜已经成为了很多人的一种习惯，但牡蛎及一些水生贝类存在一种“致伤弧菌”的细菌。所以，对肠道免疫功能差的人来说，生吃海鲜具有潜在的致命危害。美国研究人员发现，将牡蛎等先放在冰上，再浇上一些淡盐水，能有效杀死这种细菌，这样生吃起来就更安全。

第三，适量

吃海鲜，绝对不能因为自己有钱或不在乎那千余块吃饭的小钱而大吃特吃。要从身体的角度出发，不要贪图“鲜”、“嫩”，因为海鲜中含有大量致病微生物以及寄生虫，若生食或加热不彻底，可能发生食物中毒、肠道传染病或寄生虫病。即使不是如此，一些海鲜中也含有较高的胆固醇，例如螃蟹、贝类、虾和墨鱼，长时间吃会造成血脂水平异常。海鲜食品中的异体蛋白会引起过敏反应。因此，对海鲜有过敏反应的人，最好不吃或有选择地食用海鲜。

◆空调病：小心现代科技让你“好受”

夏天炎热，避暑本来也是一种养生，但如果把希望全部寄托在空调上，则会让你在凉凉爽爽中，舒舒服服地就得上了富贵病。这话听着有点别扭，有那么点刺耳，但事实真的是如此，空调病就在你我身边，或者说笼罩着你和我。

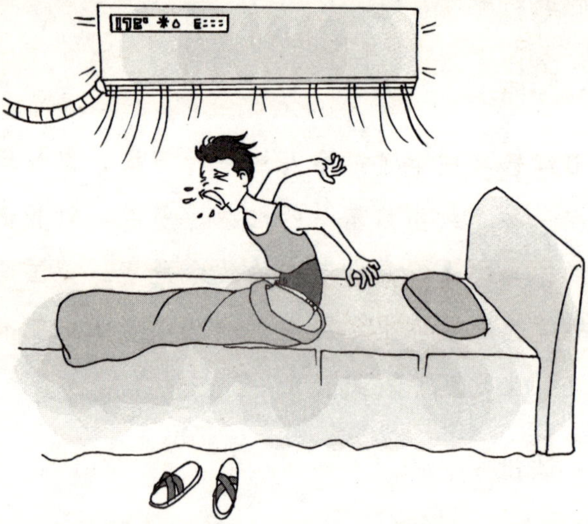

这里，要对空调病做一个说明，它跟电脑等的辐射不一样。空调病并不是指自己对空调吃不消，会让身体产生病状反应，而是通过环境的影响，使长时间吹空调的身体机能衰退。这一点，从其产生来看会有更加清晰的认识。空调病主要是因为外热包裹，为了避暑而将门窗紧闭，将热阻隔于室外，在室内尽享凉爽，但得意之时，别忘记空气不流通，环境得不到改善，将自己装在这个房间的“套子”里，本身就可能是疾病的“强加”。所以，长时间在空调环境下工作学习的人，由于过冷刺激，人体调节温度的能力不能很好发挥效用，再加上负离子的大量减少（据测定，普通居室内每平方厘米负离子数为五十个，而使用空调装置后可减少至十个以下），人体就会出现鼻塞、头昏、打喷嚏、耳鸣、乏力、记忆力减退等症状，以及一些皮肤过敏的症状，如皮肤发紧发干、易过敏、皮肤变差等等。这类现象在现代医学上称之为“空调综合征”或“空调病”。那么，面对这个会在客观上给人造成病患的家伙，该怎么处理呢？

首先，控制温度。使用空调的时候，不要图一时的痛快，将温度开得过低，一般室内外的温度以不超过5度为宜，夜间睡眠最好不要用空调；其次，定时通风。使用空调必须注意通风，每天应定时打开窗户，关闭空调，增气换气，使室内保持一定的新鲜空气，且最好每两周清扫空调机一次；其三，注意卫生。这是两个方面的，一方面是人，应经常保持皮肤的清洁卫生，这是由于经常出入空调环境、冷热突变，皮肤附着的细菌容易在汗腺或皮脂腺内阻塞，引起感染化脓，故应常常洗澡，以保持皮肤清洁。另一方面就是空调，使用消毒剂杀灭与防止微生物的生长。

此外，预防空调病还可以从饮食的角度进行调理。比如，中医讲究“春夏养阳”。由于夏季使用空调吹冷风，所以，建议人们在日常生活中注意充实自己的阳气，如不要常吃冷饮，以免损伤肝胃阳气。再者，温度过低，四肢冷寒，此时多会经络不通，故常在空调房间呆的人应多吃一些能温通经脉的食物和药品，如山楂、桃仁、红花、红景天、当归丸等。

◆时差病：空中飞人当心成“废人”

现在的人做什么的都有，尽管如此，有一个字是他们共同的特点。什么字有如此的包容性和高度概括性呢？忙！是的，就是这个“忙”字让很多人内心不再宁静，多了一种为财富和梦想奔波的激情，尽管火车提速了，还是嫌慢。飞机让很多人有机会更大可能地跨越时空，成为飞来飞去的“空中飞人”。今天在北京、明天在伦敦、后天在巴黎的生活听起来多么令人羡慕。但在被很多人艳羡的同时，富贵的有钱人却有一肚子苦水没有地方倒。仅时差这一项就够他们受了，很多人也因此患上了“时差综合征”。而此症会对身体造成很多伤害。现代医学通过利用核磁共振成像等先进设备进行研究，科学家们发现一部分人的短期记忆受到了影响，而对于一些抽象认知能力来说则是一种严重的损坏。

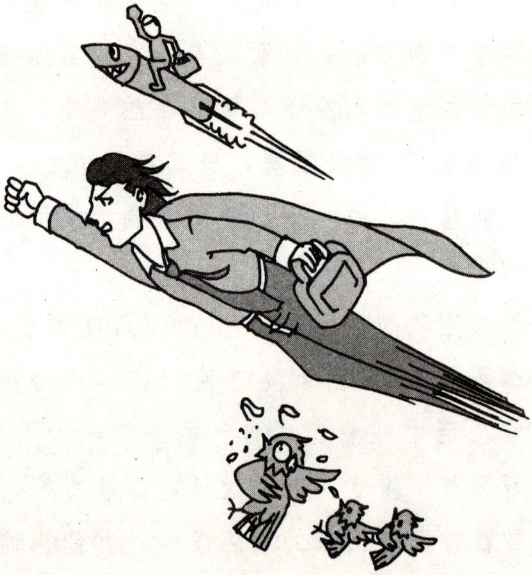

而一项针对空姐的专门调查更让人清晰地认识到了时差综合征给人体健康造成的伤害。

科学家们选取了有五年国际飞行生涯的 20 名空中小姐，其航线至少穿越七个时区。然后将她们分成了两组，这些人员克服时差综合征所需要的时间各不相同。这一研究结果表明快速的时差转换将对大脑产生破坏作用。

事实上，这样的问题，不仅仅是发生在跨越国境线的人员。我国疆域辽阔，这样的问题在国内依然不同程度地存在着。所以，即使是经常在国内城市之间飞来飞去，也容易出现健康方面的问题。

而乘客因为长时间坐在飞机机舱的窄小座位上，身体处于受束缚状态，结果造成腿部的血液形成凝块。乘客下机后，血凝块会随着血液开始流动，在5分钟到10分钟内，血块就会流到心脏和肺部，引起呼吸困难。这种症状就是医学上所称的“机舱综合征”。

那么，该如何防范“机舱综合征”呢？其实小动作里有大健康，长期坐飞机，尤其要从细节出发，关注自己的健康。以下几点建议你参照做到：

（1）动

至少每两个小时就要在机舱里走一走，也可以在座位上做一些简单的锻炼。如伸伸胳膊动动脚，站一站，屈曲一下小腿、大腿和臀部的肌肉。

（2）喝

尽量多喝水和果汁，要避免酒精，因为酒容易使人脱水，不要随便服安眠药。

（3）穿

穿宽松的衣服，避免穿紧的袜子和袜裤，因为这会影响血液循环。

第四节

恐忧症：没有安全感的有钱人

生命短暂，人生无常！想想那些熟悉的面孔，前不久还约着要一起旅游、一起把酒邀明月呢，怎么说走就走了？亲友、同学、同事、桌友，仿佛昨天共聚的画面还在眼前，今天却已经阴阳两相隔。不知不觉地，很多人有了一种强烈的难以自制的感觉：我有病吗？身体有一点不舒服就会怀疑，甚至总担心自己得了绝症。拉肚子，怀疑是肠癌；胃胀，怀疑自己是胃癌；全身都舒服，还会怀疑自己处在艾滋病的潜伏期……

◆身心溺爱症：有了“身价”，没了健康

人，在没有拥有名利的时候，总想拥有名利；一旦拥有名利，又怕失去名利。这是人性的共性！而有钱的富贵人因为自己有“身价”了，自然就比普通人更担心自己的身体出什么问题。因为担心，所以，要爱自己的身体。殊不知，很多人陷入了“溺爱”的境界。究其原因，就是担心太过。不经意的一两声咳嗽，他们会担心是不是自己的肺有问题；不小心弄伤了手指，他们担心自己会不会得“破伤风”；腰疼，他们又开始不问青红皂白地开始“补肾”；头晕了，跑到大医院就躺在那里，要求给他做全身的透视，看看是不是哪里出了问题。如果没查出问题，他们会担心是医生疏忽或者是医院的设备太落后。如

果查出是小问题，他们会担心是否是医生不敢告诉自己，只通知家属；即或是心情不好了，也马上就会担心自己是不是抑郁症，甚至没有病，也会用枸杞、人参泡这茶、泡那酒地“浇灌”自己……由此，对自己的身体“上纲上线”，大有“神经兮兮”的感觉。

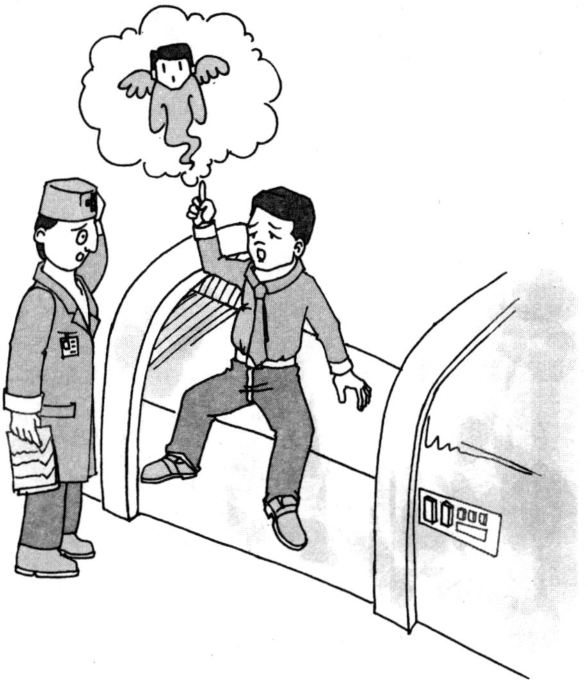

曾记得有一个化学家，害怕自己的孩子得病，孩子一出生，这位化学家就给孩子喝没有“杂质”的蒸馏水，结果没过多久，孩子就在“洁净”的生活中告别了人世。说来也怪，就跟知识越多越反动一样，得溺爱症的人往往是经历比较丰富、思绪比较细腻的人，而且多数都不是那些看不起病的穷苦老百姓，更多的是那些比较有经济实力的有钱人。身心溺爱症，说起来不是病，真正患上了其实是非常严重的，不仅牵涉到生理的问题，还有心理的问题。所以，我们说要解决问题，有一个前提就是要认清问题的实质，至少先要找到原因，这样才能富有针对性地解决属于你的问题。具体说来主要有以下几个方面。

推人及己：这是很多有钱人患病的一个主要的诱因，有一种导火线作用。本来日子过得好好的，可就是担心自己的健康问题，担心应了那句“好景不长”的说辞。所以，在这个过程中，心里的忧虑一直存在，如果此时那些自己熟悉的人莫名地离开人世，就会强化这种顾及。比如，如果听到朋友说“他早上还好好的，在小区门口碰到还打招呼了呢，下午去王二麻子家，商量去北京的事，结果从沙发上起来，一下就站不稳，在送去医院的路上就停止了呼吸”。

人至中年，这样的事情难免会经常耳闻。但这样的事情在短时间里频频发生，看到同龄人生病、致残或死亡，大多会“推人及己”和进行不恰当的“移情”，继而实现以自己为对象的“角色替换”。对自己无病疑“有病”，小病疑“大病”，大病疑“绝症”，从而产生莫名的心理恐惧。这样的情况，如果不及时得以消除，最后就真的会疾病缠身。因为你首先在精神上把自己打倒了，在心理上把自己置于“病人”的不利地位，导致免疫力下降，久而久之，哪天一检查，可能就真的应了自己的猜测而生病。

体衰气喘：身体盛衰变化本是自然的事，也是人体成长的规律。但很多人就会有意无意地强化这种认识，比如，电梯坐多了，爬爬楼梯喘两口粗气，就会感叹，“哎，老了，明显就赶不上当年了”，或者“人呀，真的是一年不如一年哦”。生理机能走下坡路，如渐渐出现白发，面部出现皱纹，食欲开始下降，动则心悸气喘，尤其是体力劳动能力明显下降等。这都会使中老年人感到自己“暮之将至”，产生“悲秋感”，从而怀疑自己生病。

情绪不佳：选择什么样的心情就选择了什么样的人生。所以，一个人如果心情不佳的话，那么这个人的生活质量就会大打折扣，健康也会随之被搭进去。具体说来，假如遇到了工作不顺利、子女不在身边、孩子为了拆迁款弄得你死我活的话，那么，这个时候，很多人就会有干脆一死了之的想法。这样，由环境影响心理，心理影响行为，不知不觉中，自己也就仿佛真的成了“病人”了，健康身体进而出现日渐垮塌的情况。

从以上“得病”的原因来看，很多病都是自己猜想出来的，是自己在“吓”自己，每个人得病自然有得病的原因。所以，只要在日常生活中起居有常，饮食有节，并且做到“精神内守”，自然百病不生。

◆恐病症：怕死，有钱人自己“吓”自己

恐病症，这是什么病什么症呀？“恐病症”是当看到别人生病、致残或死亡后而怀疑自己也身患某种病症。严重的时候，甚至在到医院检查没有发现异常的情况下，依然会忧心忡忡、坐立不安、食不甘味，因为他们会怀疑医院的设备是否出问题了，怀疑医生是不是当时太忙，判断失误了，继而出现一种惶惶然不可终日的临床综合征。

“恐病症”是一种不正常的精神心理状态，说到底，恐病症实际上就是一种心理问题，是因为过分关注自己的健康而最后作茧自缚：我有病吗？真的有病吗？不停的叩问自己，自己将自己牢牢地困在了一种病况之中。

一天深夜，一个高中同学突然打我手机，用几乎是在道别的声音告诉我：“我觉得我真的生病了，浑身难受，尽管做了

全身体检，医生说没事。但我还是不相信，肯定是得了什么大病，小医院查不出来，过些天准备去北京查查。说是去，说真的，我连医院都不相信，现在就相信你，毕竟你我是几年的老同学了，再说你不会瞒着我?”当时，我一听就知道是怎么回事儿，十之八九她是患上了“恐病症”。所以，我当时就跟她实言相告，说自己在异地讲课，要半个月后才能回去，然后就开始了我的“远程诊疗”计划。

首先，冷处理。算是对自己判断的进一步证实。不闻不问，一心开展我的学术讲座。第三天，我想该来的，结果没有来电话，本来有些出乎我的意料，感觉是不是真的病了。然后打开本本上网一看邮件，令人欣慰，她来了邮件。

老同学：

我怕是过不了这关了，我今天去看了，没有看医生，我看的是书。去图书馆蹲守了近一天，翻了一些关于病症研判的书，尽管没有太多的专业知识，不像你经过专业的进修，但我确实仔细进行了病症的对照，好像那写书的人跟我认识一样，好像那些书就专门说的我一样，将那些病症一一做了记录，比公司做会计的还认真。一个一个对比研究。呼吸困难，我也能感觉到，有时候感觉好像有人捏住了你的鼻子一样，要用手在胸口从上到下滑动式地推几手心里才觉得好受点；心悸，尽管很多书都说这是老年痴呆症的前兆，但我看这书上说，这病早在数年前，就已经有临床显示“年轻化”了；再有就是狂躁，这本来我没有什么感觉，但在一次争吵中，一向还算儒雅的先生居然说我得了狂犬病。哦，我真的很害怕，真的不知道该怎么办。面对这些病症，就感觉自己好像是一个犯了很多罪，而被“数罪并罚”的人一样。

为什么受伤的总是我？没有天理。

顺祝安康！

哈哈，这是典型的恐病症，看过邮件心里不禁好笑。单单对着病症就给自己下疾患判决书，这是属于典型的恐病症所致。想来或许跟她现在的地位有关系。这位高中同学，曾是文娱委员，大学读的是中文系，后来毕业没有回家乡做老师，自己南下去一家公司做起了医疗器械业务，而且发迹很快，现在已是该公司的副总经理，也算是经过拼搏取得成功的有钱人了。所以，她对自己的未来有了太多的规划，而这个时候她十分在乎健康。平常我们都有这样的体会，越是在乎的越是怕失去，夜长梦多说的就是这事儿。

面对老同学这样的情况，我需要做的就是转移她的注意力。先是从事业上，给她介绍了一些那边当地的医疗单位，让她忙起来。然后，晚上再约她看哪个频道哪个时段的电视节目，这样一来，她的注意力渐渐地转变了，没有那么多精力去考虑病的问题。随后，又没事找事地“拜托”她帮忙办一件事情。一方面事业上有了新的起色，另一方面又是老同学交代的事情，自然是力挺办得漂亮，期间就这么变着花样保持着联系，“消磨”着时光。一晃一月过去，表弟在北京结婚，请其过来做司仪，可谓是光彩照人，举止端庄、得体，与先前那个打电话的人判若两人。之后，在小吃店吃点大排档，心情宽松的时候，再提起邮件的事情，最后道出原委，谈笑之间真的有那么点“一笑泯恩仇”的意思。

说完老同学的事情，再来从普遍的层面说说这个“恐病症”。如何让他们走出自己编制的心理囚笼，如何才能跨越他们为自己挖掘的健康陷阱呢？对此，真的是应了那句话，“你是自己最好的医生”。所以，在自己可能患有恐病症的时候，如果感觉比较强烈即可施行自救。这样的心理救治，不用什么药物，不用担心花什么冤枉钱，所以，建议你最好采取“宁可信其有不可信其无”的态度。即使真的有病，也能为自己赢得一个找回健康的好时机。

第一，自慰法

心病还要心来治，所以，由自己一手制造的恐病症，还得想办法通过自己的内心来进行很好的调适。这一点，小时候我们读伊索寓言就有所领悟了。一只狐狸吃不到葡萄，就说葡萄是酸的，只能得到柠檬，就说柠檬是甜的。这就是后来被称为“酸葡萄与甜柠檬”理论的原因。预言中的那只狐狸因为践行这一理论而不再苦恼。人呢？人该怎么运用这一理论来调适自己呢？正应了那句话，“改变不了事情本身，就改变对事情的态度”，通过找寻一种“合理化”的理由来解释事实，变恶性刺激为良性刺激，从而获得自我慰藉。

这里，有一个问题需要提醒，那就是自我说服，这是问题的关键。因此，在这个过程中，自己一定要找到能够“自圆其说”的理由，听着好像是自己欺骗自己一样，实则不然，而且很多时候还能理由十足，只不过是换了角度再看问题而已。比如，刚找了一个愿意跟你过日子的人，结果非要将房产证上的名字过户到她名下，不答应就一去不复返了。想想这样的人，生她的气值得吗？你就安慰自己：“老天有眼，幸好没有让我跟这个无情无义的人过一辈子，看来呀，人还得多做好事，连老天都照顾”。类似于此，对于那些对自己怀疑出来的病症，干脆就勇敢地面对，去检查一下，看看是否有什么问题，没有问题就问清楚真出问题了会怎么样，没有那些现象就否定自己患病的恐惧心理，甚至可以这样安慰自己，总想自己有病就真有的话，那是不是总想天上能掉馅饼就真的会掉呢？既然天上不会掉香喷喷的馅饼，身体也不会无缘无故就生病患。

第二，回避法

很多人有恐病症心理，都是源于“触景生情”。人们常有一句话叫“耳不听心不烦”，也就是很多的事情，你不去打听，就那么不明就里地过去了。如果某个人离开人世，不停地打听，多少岁了、怎么死的、当时儿女是否在身边等，就会让你做很多推人及己的想象，慢慢地，就会为自己种下恐病的症结。说别的，大家听着好像离自己很远，也不是很明白，那就从吃说起吧，平常人们挂在嘴边的一句话叫“眼不见为净”，如果你要看了，可能就真的吃不下去了，且不说看到那些注水肉的现场、看到那些香肠等非法生产的场景，就是看到一些报道你都会吃不下去。不是说罗斯福总统在吃早餐的时候看书读到类似这样的情景还当场把香肠给扔出了窗外吗？之所以如此，就是因为“触景生情”。

所以，当陷入恐病的心理困境时，最先也是最容易采取的自救策略就是回避法：躲开，不接触导致心理困境的外部刺激。因为在心理困境中，人的大脑往往会形成一个较强的兴奋灶。而如果及时采取回避的方法就可以使这个兴奋灶转移到其他刺激上，兴奋中心转移了，也就自然而然地摆脱了心理困境。

所以，一定要独守内心的一份宁静，过自己的生活，毕竟他是他、你是你。周围人身上发生的疾患问题，或者不闻不问，如果要了解点什么，就采取更为积极的心态，去关注在他们身上发生疾患的前因后果。比如，因为肺出问题去世了，你要想到那家伙抽烟也太厉害了，几次都跟他说就是不听。然后自我坚守，采取无则勉之、有则改之的方略。

此外，保持乐观的情绪，摒弃恐病心理，培养豁达、乐观的情绪，建立自我防御的心理机制，不疑病、不恐病，是拒病于千里之外的防治方略。

第三章

白骨精：事业诚可贵，健康价更高

白领、骨干、精英，此三者合一就成为了我们今天所说的“白骨精”。作为一个网络名词，白骨精的“内涵”丰富：令人羡慕的职位、令人羡慕的收入，甚或还有那些生活中令人羡慕的“小资的情调”等。但换个角度，或许我们就少了许多近乎单纯的艳羡，因为白骨精生活的背后，却有着如十面埋伏般的健康疾患和陷阱。

第一节

写字楼：办公室“健康杀手”知多少

白骨精，是现代生活中出现的新宠。尽管这个词也跟有了生命一般，不断被赋予新的更有现代意味的含义，尽管很多人在因为成为这样一类人后而自豪，尽管有的人将此作为自己奋斗的目标，但这些“白领光环”的背后却隐藏着健康的疾患。办公室是他们主要的工作场所，实际上，从养生的角度来看，那些看上去干净整洁的办公环境，也正是白领们健康倍受伤害的“现场”。

◆杀手一：现代化设备——科技病

办公现代化是很多企业为改善办公环境而奋斗的目标。可谁曾想到，办公现代化还会引发“现代富贵病”。比如让白领们最为满意的电脑、复印机、打印机、扫描仪等，却是最具健康杀伤力的办公器材，因它们不停工作，产生的辐射和废气弥漫在空气之中，所以，看上去干净整洁的环境，实际上早已经掺了太多“杂质”。说得严重点，清新的空气被搅入了太多“污浊”的东西。不了解这一点，很多人在养生的时候，就盲目地告诉大家要做“深呼吸”，这不是害人吗？也难怪处于这样环境中的白领们，大多会对摆在自己面前的繁杂事务，动不动就会说“伤脑筋”、“伤神”，因为研究表明，这些辐射和废气本身就会引发头疼、头晕、恶心、记忆力衰退、失眠、疲惫发虚等病症。

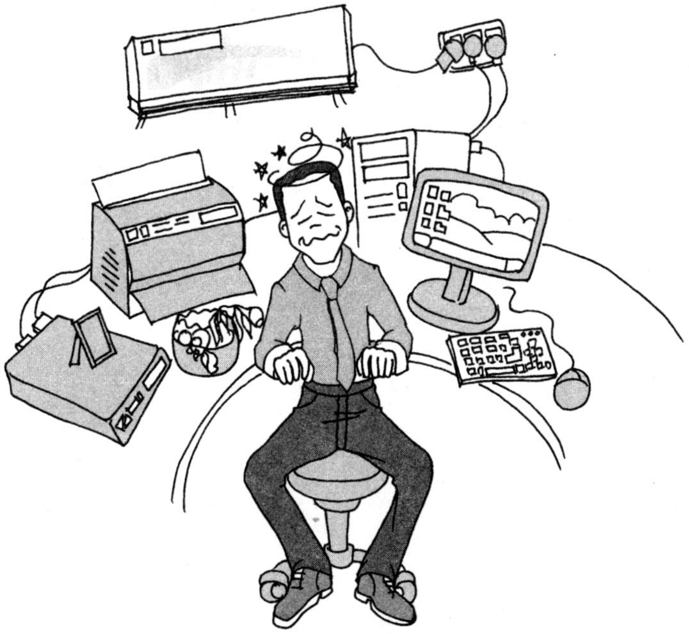

自然，工作不能不干，而且要想办法干好。那么，如何才能工作和健康两不耽误呢？从环境的角度出发，这里建议那些经常和电脑、复印机打交道的人，要注意把复印机置放在通风较好的房间，而且，尽可能别让风往屋子里面灌，所以，置于南北通透的环境是最为理想的。如果办公环境已经没有选择了，就可以考虑安装排风扇或通气道，多养花也可以帮你对空气有一个很好的净化作用；从个人的卫生出发，就是在工作告一段落，每次操作结束时，力争认真洗手；从饮食调理来看，可以适当补充一些蛋白质、维生素食品，以增加抗辐射能力。

◆杀手二：信息爆炸——焦虑症状

大量的信息让白领们真的是享受到了“秀才不出门全知天下事”。全球成为了一个整体，且不说哪里发生了政变，哪里换了总统，哪里出现了瘟疫，哪里发射了火箭等，就是从经济为中心下的自我市场来看，哪里供货商有了策略的调整，哪里的经销商又有了要重新分割市场的“不轨行为”，同行在做怎么样的重新划分市场的准备，政府在维持市场发展的秩序上又有何调整，是否有重新洗牌的嫌疑。于此种种，了解得越是通透，对于市场先机的把握就会越到位。这些信息，从小处说决定的是蛋糕大小的区别；从大处说，则有可能涉及一个企业的生死存亡。

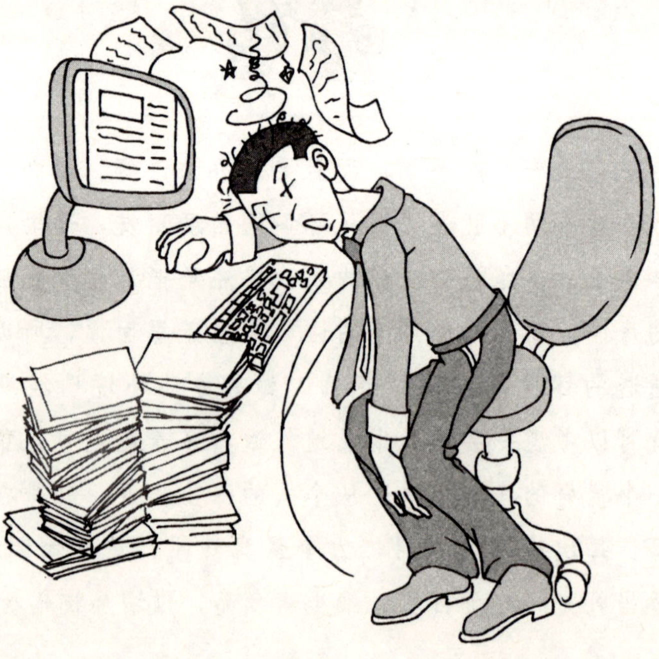

浏览网页，网上冲浪，听起来十分的惬意，但有了一种强烈的目的性驱使，有了一种生死存亡的压力迫使你挖空心思去掌握和发掘这些信息的时候，恐怕就没有那么轻松了。所以，白领们尽管在先期身体没有任何器质性改变的时候，会突发性地出现恶心、呕吐、焦躁、神经衰弱、精神疲惫等症状，女性还会并发停经、闭经和痛经等妇科疾病。

如果我们将信息看成一种精神的食粮，那么，食物不能暴饮暴食，精神的食粮也一样。从专家的角度来看，面对扑面而来的大量信息，头脑可真的是吃不了兜着走。所以，造成一系列的自我强迫和紧张。那些从事记者、广告、信息、网站管理等的白领人士，他们就会比一般人更消耗脑力，身体不适应也就表现得更为突出和严重，恶心、呕吐、焦躁、神经衰弱、精神疲惫等症状也就更加明显。

“头都快炸了，总有一天会得精神病”。这是很多白领人士较为普通的说法。是否真的会因此而患上精神病呢？通常情况下，可以肯定地说，不会！那么，如何才能在纷繁的信息处理中不丢失自己的健康呢？睡眠充足是一个基本的前提，信息量大，头脑的负担重，建议最好以 8 小时为基础，以 9 小时为最佳保证自己的睡眠时间。而且最好确定后，就有一个相对稳定的保障。再就是在处理大量信息的时候，尽可能有所选择，免得将过多的精力投入到筛选重复信息中。此外，紧张工作之余要学会放松心情，比如说花 5 分钟时间闭目养神，或者将工作当成一种娱乐，排除紧张压力。

◆杀手三：“坐”垮身体——工作综合征

白领的工作就是用两个“脑”，即电脑和人脑。看上去总是与文件、文字等相关的工作，但从另一个层面讲，还是一个“流水线上的工人”，一颗螺钉，定岗定责实际上就是稳定一个人要做的事情。所以，依然是一种重复性工作，即使有那么点创造性，也是在大量模式化工作之上进行的。所以，表面上看，他们端庄地坐在那里，使用的都是现代化的办公设备，手里敲击电脑的键盘，肩膀和耳朵夹住电话在听，眼睛看的是电脑的屏幕。看的、听的、想的，大量的信息包围着一个脑袋，而且还要端正坐姿，以注意自己的形象，久而久之，就会有一些综合征出现。

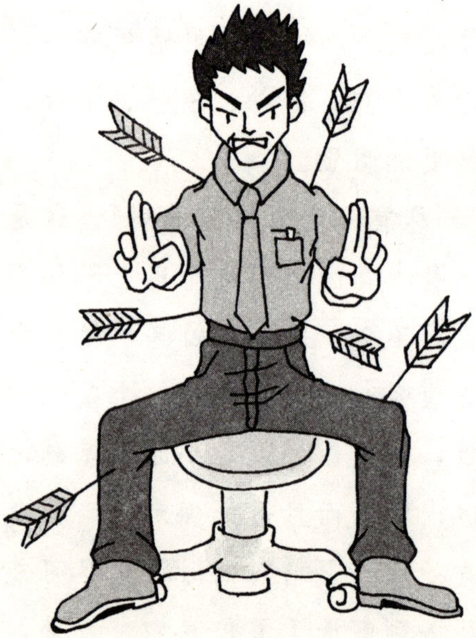

统计显示，科技进步所形成的资讯饱和、工作过量和工作不稳定，是导致抑郁的主要因素。而且这是继心脏病之后，最有可能使员工失去工作能力的疾病。轻则思维迟钝、脾气暴躁、爱钻牛角尖，重则可能产生自杀的念头。所以，白领一族很多时候会参加一些派对、夜生活较为丰富都是可以理解的。

当然，要适可而止。

骨质疏松是白领一族的又一病症，他们长期处在“与世隔绝”、不见阳光的生活之中，看上去是风吹不着，雨淋不着，太阳还晒不着，美吗？其实不然，早上太阳升起，他们已经在开始办公了，晚上太阳“回家”了，他们才开始下班，就更别提那些加班者了，吃的还是那些一个电话就送来的快餐，骨头里的钙大量流失。所以，不仅容易患骨质疏松，还很容易衰老。

此外，长时间的伏案，使脊椎承受的负担过重，颈部肌肉僵硬，影响正常血液循环，还可能引起颈肩部僵硬、疼痛、腰痛等。所以，建议你每隔 1 小时做自我按摩。或在工作 1 小时后，用双手上下推拿颈部 5 分钟，如果疼痛明显，还可使用局部热敷促进血流顺畅。要特别提醒那些都市丽人的是，久坐还可能导致经痛的问题，尤其对于那些本身就有子宫过度前倾或者后屈问题的人来说，久坐还会导致经血逆流入卵巢，引起下腰腹痛，甚至引发囊肿等问题。建议在繁忙的工作中，悄无声息地给自己来个“课间五分钟”，即在工作了约一个小时之后，简单地做做伸展动作，或者去相关业务人员那里交流一下，或者递送个文件，实在没什么事，就去趟洗手间，让自己放松一下，可以伸伸懒腰；在午间做一套简单的瑜伽动作。双腿盘坐，将双手往外伸直，和肩膀一样高，手心向上，再迅速往上举，手心对手心，同时以鼻子吸气，迅速将手臂放回原位，同时呼气，反复约 1 分钟之后休息，再重复。跳跳绳，平衡肌力；当然，还可以在下班后从事散步、游泳等运动，效果都不错。

最后要补充说明一点的是，一直以来，白领们对于自己的健康关注，都是一种不紧不慢、不温不火的态度，这是为什么呢？很多时候，我们对于伤害白领们健康的各种病患认识不足，我们总是在提“亚健康”，并以高比例的数据来显示问题的严重性，殊不知，这反而成为了白领们不关注健康的“借口”：不就是亚健康吗？这么多人都有，没什么大不了的。因此，在客观上造成了对于伤害白领健康的问题被淡化。自然，不要危言耸听，但切不可在轻描淡写中掉以轻心。

◆杀手四：今天你放了吗——憋屁综合征

俗话说，“管天管地，管不着人拉屎放屁”。即使现代文明发展到今天，禁止随地吐痰，也没有禁止不分场合随地放屁的。有乱扔纸屑要罚款的说法，还没有听说哪个文明的标兵城市在执行乱放人体之气要交钱的说法。在普通人眼中，屁不过是体内排出的废气，但从养生的角度来看，屁却具有相当重要的意义。

对此，先来认识一下这个说起来就让很多有钱且有品位的白骨精们掩鼻的“屁”。屁，简单说，就是从肛门排出的臭气。大部分是二氧化碳、氢气和甲烷。平均算来，一个屁大约由59％的氮、21％的氢、9％的二氧化碳、7％的甲烷以及4％的氧气组成。先打个招呼，这是个严肃的健康问题，丝毫不要有什么恶心之感。先说说气从何来？自然是从消化道来，那么，为什么消化道会有气体呢？这是因为人在进食的时候，由于消化道正常菌群的作用，产生了较多的气体。这些气体，随同肠的蠕动向下运行，由肛门排出。排出时，由于肛门括约肌的作用，有时还产生响声。所以，放屁是肠道正常运行的一种表现。有科学家调查发现，一个人每天放屁大约14次。每天每个人释放的废气大约500毫升。所以，如果不放屁则属于异常。而且，就像从大便可以看出关于人体的很多健康信息一样，如果一个人放屁过多过臭，也是一种身体健康的“诉说”。

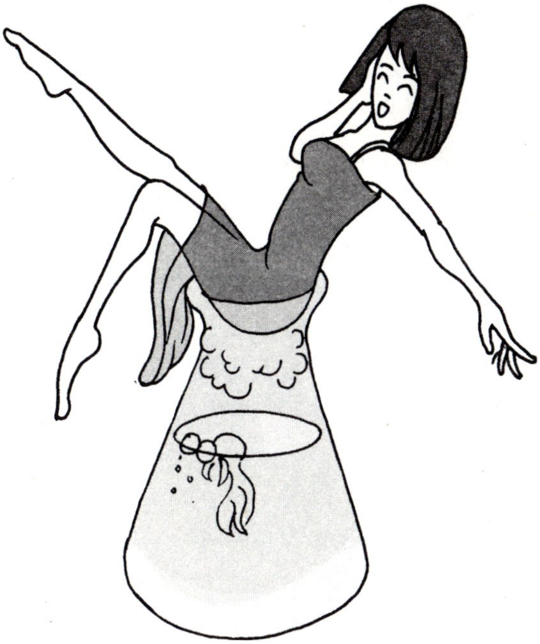

具体说来，如果一个人不放屁的话，那就说明健康的问题很严重。因为无屁则很可能是因为屁被肠子堵住了。从具体表现来看，成人没有屁放，腹部发胀如鼓，说明腹部胀气，这时就要考虑肛门直肠是否有毛病，如炎症、肿瘤、便秘、痔疮等，必要时需肛门插管排气；新生儿不放屁，要检查是否为无肛症或肛门发育不全。来自临床研究的总结提醒大家，如果无屁放出并伴有剧烈的肠绞痛者，必须紧急到医院求治，作为急诊进行抢救处理。此外，胃穿孔、阑尾炎穿孔形成的腹膜炎，腹部发硬，触之剧痛，也可无屁。

那么，如果放屁过臭又提示怎样的健康问题呢？

臭屁有两种情况，一是大便稀溏，放出来的屁屎臭味很浓，如果大便排出，屁便中止。从这一点来看，“屁是屎头”是有道理的。二是屁的臭味特别浓，这时要考虑减少食量，特别是减少含蛋白质类食物的量。一般来讲，这里的恶臭是由于进食过多蛋白质类食物，使肠道发生了食物滞留，滞留的蛋白质类食物在消化道内被分解后，产生了胺类物造成了恶臭。

或许有的人要问了，不放屁有问题，那么，放屁太多是不是也有问题呢？常放屁的原因大致有两种情形，一种是因常吃一些产气的食物，例如地瓜、洋葱、高丽菜、豆类及其他豆制品，所以会有放屁多的情形。另外则有可能出现罹患，此症临床上也会有腹痛、腹涨以及放屁等现象产生。通常情况下，放屁过多，不会有大的健康隐患。平时减少淀粉类食物，增加蛋白质、蔬菜类食物，使饮食达到平衡即可。此外，养成良好的饮食习惯，不要暴饮暴食，吃东西时，宜细嚼慢咽，以免一起吃下太多空气。

之所以将憋屁称为“富贵病”之一，就是因为憋屁的现象其实很普遍，特别是那些有身份有地位的富贵人，或者是那些文雅之人、礼仪高雅的女士们爱做出的自我处理。比如正在谈判、会见客户、会议等活动，或在办公室里，或在电梯里。人员相对比较密集，“放屁”就成为了一件欠雅的事情。当然，我们也并非是完全主张肆意地随时“鸣放”，有时也真的需要忍一下，但只可短忍，绝对不可以久憋。所谓短忍，即肛肠有预感时，可以选择暂时离开现场，择地而放。所谓久憋，就是憋而不放。因为憋而不放，废气就会从肠腔进入血液循环，影响人体的健康。

那么，如何科学“治屁”呢？首先，要养成良好的排便习惯，调节食物结构，暂停食用易产气的食物；餐后胀气、胃肠不适者，可适当吃些促进胃肠蠕动与排气的药物，如胃复安、吗丁啉等，胃必治对减轻或消除肠胀气也有效果；肠道中食物酵解引起的胀气多屁，可吃些食醋或中成药，如保和丸、香砂枳术丸、沉香化气丸等。

所以我们说，屁虽臭，但放屁是一种正常的生理需要，它对人的健康有利。一个人一天到晚不放一个屁，这对健康不利。一年到头绝不放屁的人，极有可能是胃肠道出了毛病。一般来说，欧美人放屁的量很少，这是因为摄入食物纤维比较少的缘故，不过其反面就是，食肉越多屁越臭。放屁要跟鼻子的呼气一样，肆意“放行”。

记住：憋屁生病，无屁有险。

第二节

饮食病：白领新贵的口福之患

白领，现今社会典型的小资族们，能在自己的饮食上舍不得吃舍不得花吗？很大程度上不会。但需要提醒注意的是，这很多时候并不是“钱”的问题，而是工作时间、工作任务等“逼”出来的。快餐想吃吗？不想吃，可是没有办法。咖啡想喝吗？偶尔还行，如果每天将其当作提神之物来喝的时候，那就不再是可口的美食，而成为了白领们具有依赖性的“药物”。

◆西餐病：洋快餐敲响健康警钟

有钱人该怎么吃？很多人将目光投向了那些跨境开过来的“快餐店”，如果是换换口味也就罢了，如果是天天将其“当饭吃”，则需要细思量。

很多人喜欢吃快餐，而且对于喜欢“洋气”的人更是将“西餐”看成了一种抬升自己生活品味的标志行为。所以，你能看见一些青春少女在公交车上时，对相约并请她吃西餐的男友，有一种立马愿意嫁给他的惊喜。当然，这或许也是一种爱的表达，就跟爱看电影一样，就爱本身，并没有可以非议的。这里要提醒大家一点的是，西餐的安全隐患跟很多人吃西餐的激情一样，或许有点过“高”了，而充满“小布尔乔亚”情调的白骨精阶层尤为要注意，别将洋快餐“当饭吃”。

当然，“洋快餐”并非就一棍子被打死说是“洋垃圾”。“洋快餐”的特点，显然并非仅仅是一个“快”字可以全部概括。从能量的角度来看，还具有三高（高热量、高脂肪、高蛋白质）和三低（低矿物质、低维生素和低膳食纤维）的特点。如果一日三餐都吃快餐，粗略估算一下，总热量摄入可达 3005 千卡，远高于中年男性 2700 千卡和中年女性 2000 千卡的热量

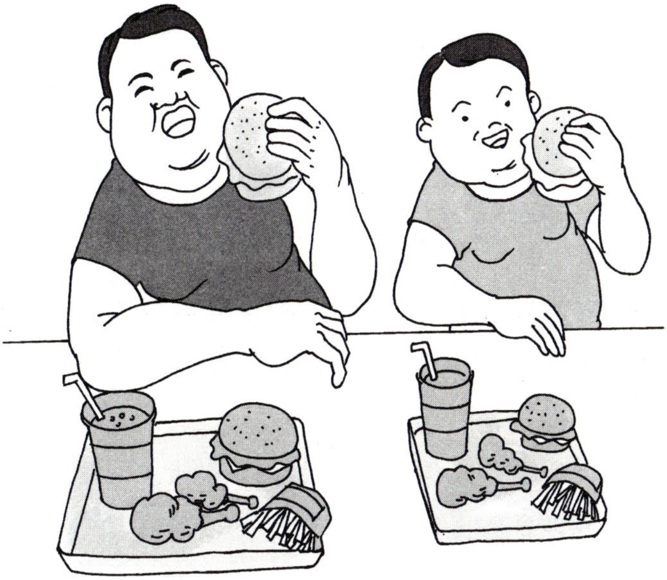

每日需要值。营养学要求，食物热量理想的构成比应当是：60% 来自碳水化合物，25% 来自脂肪，12%～15% 来自蛋白质。另外，还要求低钠（每人每天约 7 克食盐）、低糖和高膳食纤维（每人每天约 25 克）。2002 年 4 月 24 日瑞典国家安全管理局公布了最新的研究结果，发现炸薯条、汉堡包、薄脆饼、烤猪肉等含有大量的丙烯酰胺，由于丙烯酰胺损害中枢神经系统，可以诱发良性或恶性肿瘤，所以有学者认为这解释了西方国家肿瘤高发的原因。综合起来看，这里要再提醒大家一

句，不要将请吃西餐当成是一种爱的表达，即使有爱，也请不要经常老一套地总用这样的方式去表达。因为爱的前提是要健康，而健康不仅是精神上的，还是物质上的。就此，美国也有了一项特别的健康倡导，即美国国会议员、营养学家和消费者协会声称：肥胖和吸烟一样，已成为公众健康问题，号召“把快餐赶出校园”。

2002年11月，纽约一名因长期食用洋快餐而变成肥痴的儿童在法院控告麦当劳引起儿童肥胖。2003年1月29日伦敦出版的《新科学家》杂志报道洋快餐可引起体内激素变化，引起上瘾。华盛顿大学内分泌学家迈克尔·施瓦茨教授发现快餐（汉堡包、油炸土豆条等）可引起体内激素变化，使食用者难以控制进食量。其文章说：“快餐生物效应的发现具有爆炸性的意义，发胖的原因不能归结为肥胖者没有自我控制能力”。这大概就是某些人将洋快餐控诉式地称为“垃圾食品”的道理所在。

其实就饮食文化来看，中西方差异很大。中国人的饮食里大多都有一种丰富的内涵在其中，而且浸染在五千年文明的大染缸里，有一种大浪淘沙的沉积；西餐中则更多体现的是一种饮食的精良，是一种类似“工业革命”般的技术锻造而成的，是一种缺少根基而突然降临餐桌的东西。从食品生成的角度来看，西餐更好像是一种灵感一现的“发明”；而中餐更多则是一种历经了岁月后“进化”而成的。再说，“洋快餐”品种非常简单，不像中国食物这么丰富。中国人认为“杂食者，美食也；广食者，营养也”。而来自国外的一些研究显示，某些“洋快餐”用的油和中国传统用的普通植物油不同，用的是氢化油，即把植物油加氢生产出的油。哈佛大学公共卫生学院营养学系主任威利特教授指出：“关于氢化脂肪的摄入量与患心脏病和糖尿病的几率关系的流行病学研究表明，氢化脂肪比饱和脂肪更糟糕”。

美国药品与食品管理局2004年3月24日公布了对750种食品的检查结果，再度证实了炸薯条、炸薯片、爆米花、炸鸡中致癌物质含量最高。不仅是食物的成分，就是从烹饪的角度来看，二者也有很大的内在关系。欧美几乎家家厨房都有烤箱，是高温烹饪；中国传统膳食是低温烹饪，我们的米饭、面条、馒头都是用水做介质，不会超过100摄氏度，比烘烤要低得多。爆炒菜肴短时间完成，高低温结合的烹调方式，不仅有益于保持营养成分不受损失，也满足了表面杀菌的需要和减少油脂的氧化。所以中国人民的传统烹饪方法是非常安全的。

有钱人容易错爱自己身体，吃出肥胖来，这早已经是众所周知的事情。2005年1月，《华盛顿邮报》刊载了彼得·古德曼的文章《快餐咬了中国文化一口》，文中明确指出：对28个国家1.44万名成年人的调查发现，中国41%的受访者每周至少要吃一次“洋快餐”。同时指出：“中国目前约有两亿人体重超标，600万人肥胖。洋快餐消费日益增多是造成中国糖尿病和高血压发病越来越多的首要原因”。

2004年5月中旬，《给我最大号》在美国上映，这是一部见证美式快餐对健康危害的纪录片。在3位医生（心脏内科、消化内科、营养科）的跟踪监督下，年轻的美国导演摩根·斯普尔洛克强迫自己在30天内一日三餐只吃麦当劳出售的食物和饮料。经过对比研究发现，此前，斯普尔洛克身高1.9米，体重不到84公斤，身体非常健康。实验进行2周后，医生发现其肝脏受到严重损伤；3周后，检查又发现他的心脏功能发生异常。一个月后实验完全结束时，斯普尔洛克肝脏呈现中毒反应、胸口闷痛、血压大幅度升高，胆固醇上升了65%，体重增加了11公斤。所以，这些监督的医生联合总结指出：长期食用美式快餐等“垃圾食品”，可能会对健康造成永久性的伤害！

说了这么多，白骨精阶层到底该怎么吃呢？

脑和机体的正常活动在很大程度上取决于摄入食物的质量。营养失衡成为白领女性某些疾病的诱因，对大脑的活动能力产生不良的影响。所以，如果说白领阶层喜欢吃洋快餐还是一种形式和习惯的话，那么，高能量和营养不均衡则是他们饮食调理的当务之急。具体说来，抓住以下几个养生关键点就可以了。

其一，维生素——足

维生素大家都不陌生，它是维持生理功能的重要因素。对白领养生而言，尤其要注意做到维生素 B_1、维生素 B_6 等的摄入量，因为这类维生素跟脑和神经代谢有关。从程度上来看，做到一个字：足。

日常生活中，别吃得太过精细，适当摄取一些糙米、小麦。由于白骨精对工作效率一般都要求比较高，所以，要适量摄取抗氧化营养素如β-胡萝卜素、维生素C、维生素E等，日常生活中就要多吃各种蔬菜和水果。再者，白领工作繁忙，饮食中的维生素营养常被忽略，所以不妨用一些维生素补充剂，来保证维生素的均衡水平。

其二，脂肪摄入——少

一般情况下，白领应减少油炸食品等的摄入。如果脂肪摄入过多，不仅容易影响工作效率，导致活动能力降低，还会导致更为恐怖的肥胖，而肥胖已经被证实是很多疾患产生的根源。所以，膳食应以清淡为主。

其三，白开水——多

水最常见的说法，就是生命之源。所以，要让你的健康生命走得更远，就要借助于这个“源头”。我们也通过了一些科学的实验得知，一个人如果不吃任何东西，并且也没有水只能抗三天，而如果有水，则可以达至七天。一些在地震中借助自己的尿而创造生命奇迹的事件，就很好地说明了水对于人生命的重要性。从生命科学的角度来看，多喝水还可以在消化不良的时候给消化系统小小的推动力，以保证身体内水循环的重新启动。

此外，白领的工作特点是用脑，因此营养脑神经的氨基酸供给要充足，所以要注意补充氨基酸。日常生活中要多吃豆类、芝麻等含谷氨酸及天门冬氨酸的食物。要特别提醒的一点是，女性在月经期伴随血红细胞丢失的同时还流失了许多铁、钙和锌。因此，在月经期和月经后，白领女性应多摄入一些钙、镁、锌和铁，以提高脑力劳动的效率。

最后还要说明一点，再穷也要富孩子，如果从教育的角度出发，这是一个很好的倡议，但偏偏在很多人那里就走了样，孩子成为了一个个“小富翁”。所以，不仅是家长带着吃，对那些口感还过得去的“美食”，孩子们也主动接近并享用，因此，造成了智力低下、肥胖、性早熟、慢性病等发病率明显升高。由威肯斯博士领导的惠灵顿哮喘研究所对1321名年龄介于10岁至12岁的新西兰少年进行跟踪调查。研究人员对他们食用汉堡食品的频率和患哮喘症的比例进行对比研究后发现，同基本不吃汉堡的少年儿童相比，每周至少吃一次汉堡食品的孩子患哮喘的比例高75%，出现呼吸困难症状的比例高

100%。所以，洋快餐的健康危害不仅是那些偏爱有独立经济来源的成年人，还包括现在这些被视为掌上明珠的“小富翁”们，警醒啊！

◆咖啡病：一边是提神一边是“伤神”

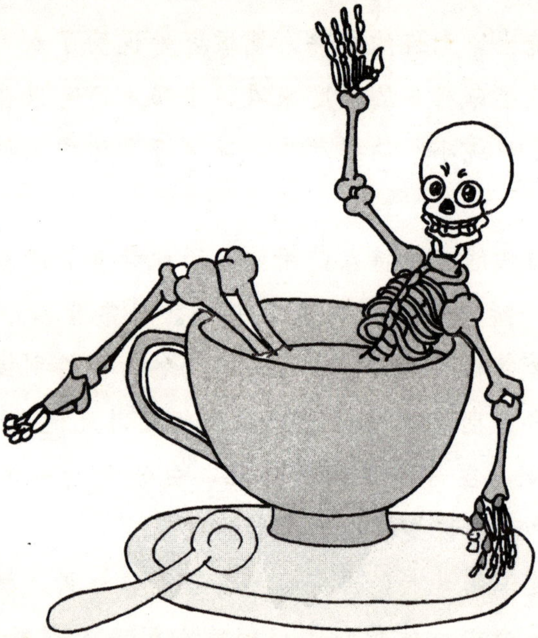

如果洋快餐是吃的，那么，还有一个洋玩意儿是很多白领女性热衷追捧的，这就是咖啡。搅拌一下那些浓香醇厚的咖啡，苦中带甜，好像有一种奋斗后就会有成功的寓意在其中。所以，在搅拌咖啡的时候，很多白领人士有一种调理生活、把玩世态的感觉，进而将其看作了一种生活的品位。不怕得罪你，很多咖啡的喝法看上去好像是在体验生活，其实，细究起来，享受咖啡的往往还是嘴巴。身体不仅没有享受，一定程度上还在做着“舍命陪君子”的事情。

问题真的有那么严重吗？咖啡对白领健康的影响到底如何呢？请看下面为你做的一个简单的罗列和说明：

危害一：增加心肌梗塞率

美国波士顿大学公共卫生学院的医学家们通过对858例45～69岁首次患心肌梗塞的妇女和858例从未患过心肌梗塞的妇女进行了为期4年的研究，结果表明，每日饮5杯或更多的咖啡，可使妇女患心肌梗塞的危险增加70%，而且危险性随着饮咖啡的数量增加而增加。咖啡是当今世界上消费量最大的一种饮料，正是从这样的量中，我们看到了咖啡对人健康危害的范围之广，程度之深。

危害二：引起糖尿病

芬兰和美国是消费咖啡最多的国家，通过对这两个国家国人的体制检测发现，糖尿病人明显高于其他摄取咖啡较少的国家。而且有点同比的意思，研究人员通过调查分析发现，人口基数仅为美国人口几十分之一的芬兰，由于其咖啡消费量居世界之首，所以，该国的糖尿病患者也居世界之首。在对其他北欧国家的咖啡消费量和糖尿病之间关系的调查也同样证实了这一点。而且从反面的角度来看，日本人的咖啡消费量在世界上是最少的，糖尿病患者也相应的最少。

危害三：引起骨质疏松症

研究发现，如果一个人喝咖啡的数量每天超过了2杯，而又很少摄入牛奶的话，不管年龄、肥胖程度如何，其髋骨、脊椎的骨密度都会降低，且降低的程度与习惯延续的时间长短和饮用量的多少有关。这是因为在引用咖啡的时候，咖啡中的咖啡因会通过尿液带走一部分钙质，从而导致结合钙的分解，最终导致骨质疏松。

除了这些共性之外，一项针对妇女的特别调查表明，大量饮食咖啡还会引发妊娠高血压综合征等。所以，尽管近年来，饮用咖啡的人数日趋增加，而且这些人的组成中，有许多企业家、商人、公关人士及新潮人士，明显带有知识性的成分，但这并非就说明这东西好，就好像我们说并非贵的东西就适合你一样。由此，饮用咖啡应从健康出发，科学饮用。

那么该如何科学地饮用咖啡呢?

首先，拿你的习惯开刀。有的人就要说了，习惯是说改就能改的吗?当然，我们也知道好习惯之所以能让人受益一生，就是因为习惯一旦养成，就好像将人体引上了正轨一样，一路驰骋就可以信马由缰而享受健康人生。那么，坏习惯怎么调整呢?用老百姓的话说思路决定出路。所以，要树立一种“细水长流”的咖啡饮用观，既然是品的东西，就不可跟豪爽大汉喝啤酒一样，三两口就干个精光，慢慢来，尽可能少喝点。慢慢地，对咖啡的饮用达到一种可有可无的境地。

其次，选好时间保持好量。咖啡是饮料，但并非是像随时端起来就可以喝的水一样。研究表明，餐后饮用咖啡，对于胃液的分泌会起到促进的作用，自然可以帮助消化。所以，建议在餐后喝咖啡；从量的角度来看，一天以两杯为宜。

其三，咖啡混着喝。所谓的混着喝，并非是没有谱的，想怎么搭配就怎么搭配，毕竟咖啡只是一种饮料。怎么搭配呢?针对咖啡的危害，人体需要做的一方面工作就是补充维生素A。所以，最好在喝咖啡时搭配吃些奶油点心、奶酪、蛋、人造黄油、胡萝卜或绿叶菜等；喝咖啡最为普遍的一个习惯就是放糖。放糖也有讲究，因为红糖里含蔗糖最少，白糖的成分最主要的就是蔗糖，而蔗糖含有能使胰脏疲劳的成分。此外，白糖产热量也高，例如两汤匙白糖，约有8克重，能产生28大卡热量，而红糖相对较低，而且还属碱性食品，所以喝咖啡最好放红糖，有益身体。还有一种混搭的方法就是，喝咖啡放些牛奶或奶油，这样可以保护胃壁，免遭咖啡因之害。

此外，从喝咖啡可能引发骨质疏松的角度出发，喝咖啡还需要你适量补钙。一般而言，喝两杯咖啡将损失约15毫克的钙。所以，喝两杯咖啡后，最好适量摄入一些豆类、芝麻、虾皮、海带和黄花菜之类的含钙食物，以维持身体需要。

◆夜宵病：莫把健康“应酬”出去

白骨精的工作说得时髦一点，很大程度上可以总结为“三陪”，自然，此“三陪”非彼“三陪”，即陪喝、陪吃、陪唱。有什么要谈的，可以相约在星巴克，要一杯咖啡，然后慢慢品，慢慢聊；再就是晚上在细斟慢酌中享受一下生活的味道；再就是吃完了，吼两嗓子，让自己的情绪有所疏泄。这里，就为你说说这个“应酬”。

陪客人，上餐馆，吃夜宵，吃出个“肠激惹综合征”。

白领的生活，中午一般都是快餐，这是因为下午的时间一般都比较紧。所以，没有更多的时间可以让自己自由发挥，差不多的工作都要被挤排到晚上。对因为利益不能怠慢的客户的应酬，就更多地推到了这个时候。而且也顺便可以照顾一下自己，因为上班的时候太繁忙，所以，中午凑合着对付过去了，一切都在晚上再说。所以，本来该吃得少的一顿晚餐，就被赋予了丰富的内涵：犒赏自己，联系情感，维护客户。这样一来，饿时饿饱时饱，不知不觉中，许多白领们的胃甚至整个身体都在慢慢受到疾病的侵袭。

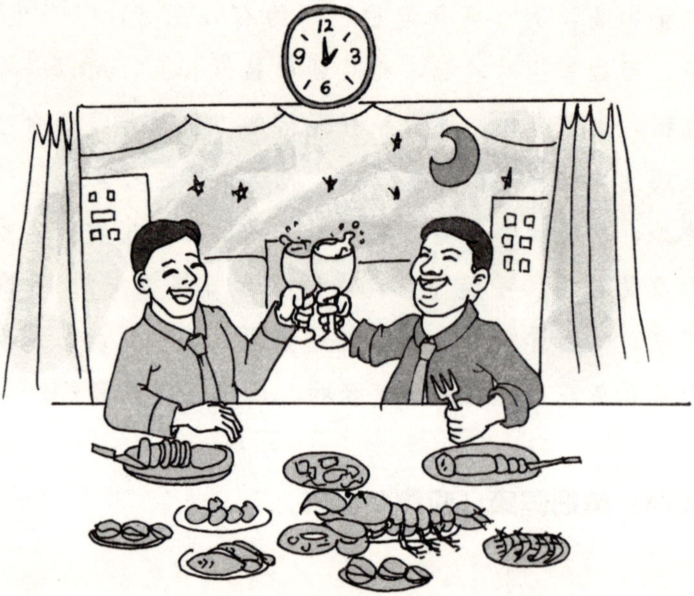

一项针对胃癌患者的调查表明，晚餐时间无规律的就占38.4%，不少常光顾夜宵的白领人士更是医院的常客。时间长了，“夜宵病”不仅易诱发胃癌，还容易引起肥胖、糖尿病等多种疾病。而且吃夜宵就算是不喝酒，还有另外两个方面的附带因素：一是“静坐”，一是“熬夜”。“静坐”的方式可能导致胃肠道缺乏必要的调节，常表现出厌食、嗳气、恶心、腹胀、排气增多、排便不正常等现象，这就是医学上常说的肠激惹综合征，人体的消化功能受到损害，则很难再恢复。

有好吃好喝，这在很多人眼里都是好事，怎么吃着吃着就把自己的健康给绕进去了呢？如何才能在这些应酬中让自己的健康跳出“夜宵重围”之外呢？说来很简单，一位老外交家，就深谙饭局应酬的“奥秘”：在不得已应酬时，他只拿着酒杯沾沾唇、装装样子而已。其余小菜顶多一样尝一口，或者再喝喝宴会上的果汁，于是，就给大家“吃过了”的印象。其实，就此，也没有什么高深的，家人早就有类似的叮嘱：出门在外，少喝酒多吃菜。自然，这里的菜也并非就胡吃海吃，面对丰盛的晚餐或者其他什么商务餐，扼守一个“慎”字：慎酒，慎海鲜，慎各类甜食，慎高脂肪、高蛋白、高胆固醇饮食，慎火锅！

白领应酬，需要情感和智慧，别拿自己的健康做交换。

第三节

心病：这里的伤害“静悄悄”

白骨精，对于潮流，不是引领者就是追逐者。好像因循他们的智慧，一扇扇财富之门或者梦想之门在他们面前次第打开。他们不仅时尚，而且充满智慧，面对这样一群人，在大多数人眼里，除了羡慕就是羡慕。就这样一群人，还会有心病。听上去有点“酸葡萄”的感觉，但事实就是如此，情志上的抑郁和思想上的“丁克观”就是此类疾患的典型表现。

◆丁克病：生育也是一种养生智慧

所谓丁克是指夫妻双方均有收入但没有小孩的家庭。为什么会这样呢？相对而言，中国是一个传统观念比较强的民族。为什么他们会摆脱传统婚姻生活中传宗接代的观念呢？用一些丁克人的话说，是过“有质量的、自由自在的‘两人世界’生活”。调查显示，我国丁克家庭98%集中在城市，其中家庭成员学历构成100%都是大专以上，目前全国丁克家庭已经达到60万以上。而且，白领人士占了绝大多数。进一步的调查显示，文化层次越高成为丁克家庭的比例也就越高。近年来，DINK家庭在城市青年尤其是白领夫妇中的比例有逐渐增加之势。

想过二人世界的生活，换句话说，是不愿意一辈子为子女

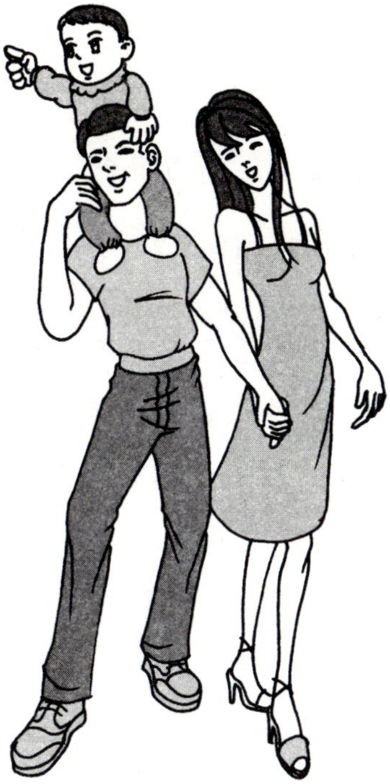

操劳，不愿意为子女奉献，想陶醉在二人世界之中。这样真的就幸福吗？是否在爱河中畅游不得而知，但我们认为这样的幸福会大打折扣，理由是“一个中心三个基本点”。所谓“一个中心”指的是健康隐患，所谓“三个基本点”，是指发病率、更年期和心理健康隐患，这对女性的影响尤为重大，具体如下：

幸福折扣一：发病率上升

近来研究发现，未生育的妇女易发生子宫肌瘤、子宫内膜异位症等激素依赖性疾病，且卵巢良性肿瘤及卵巢癌的发生率也相应高于生育过的妇女。来自临床的研究也表明，女性一生中如果有一次完整的孕育过程，就能增加对妇科肿瘤10年的免疫力。许多妇科疾病，如乳腺癌、子宫内膜异位症都与妇女的生育有关，因为不生育的女性得不到孕激素及时有效的保护。事实上，这一点很多妇女自身就有较为明显的体会，原本很厉害的病，在生育过后，反而得到了减缓。

幸福折扣二：更年期提前

不生育的丁克族，如果很难从医学上进行证明的，那么，我们不妨从反面来加以论证。即看看生育妇女更年期的变化。研究表明，在女性的一生中，尽管有10万个原始卵泡，但仅仅只有400～500个卵子能够发育成熟并被排出，也就是说，一个妇女的排卵年限大约是30年，随着排卵的停止、绝经期的到来，女性将步入老年时期。而在妊娠期和哺乳期，由于激素的作用，孕产妇体内卵巢暂停排卵，直至哺乳期的第4～6个月才恢复，由于卵巢排卵推迟了，自然生育过的妇女更年期的到来也就可能被推迟。

所以，提请一生都受到激素影响的都市丽人，若只是怕体形改变、衰老早至而拒绝生育，将影响激素的作用而引起更年期变化，对女性身心健康不利。

幸福折扣三：不利心理健康

不仅是生理上，在心理上也会有相应的影响。在生育中很多姑娘从幼稚走向了成熟，这就像很多年纪轻轻的小伙子在做了父亲后，变得更加具有包容心一样，孕育儿女不仅可以使女性的生理更趋成熟，同时其心理也将更加健康。体会生儿育女过程中所付出的艰辛，体会女性在孕育生命的过程中所蕴涵的人生哲理，同时也从养育子女的辛苦中理解到长辈对自己的养育恩情。所以，很多女性在有孩子的时候，才感觉到自己才开始成为了真正的女人，也正因为此，有人将这样一个过程概括为“痛并快乐着”。

总的来看，就同因为艰辛的奋斗才能体会到成功的甘甜是一个道理；因为有了扶养孩子的这一系统工程的完成，才能享受到真正的天伦之乐，品味到生活的全部内涵。

◆抑郁症：莫把芝麻“养成”西瓜

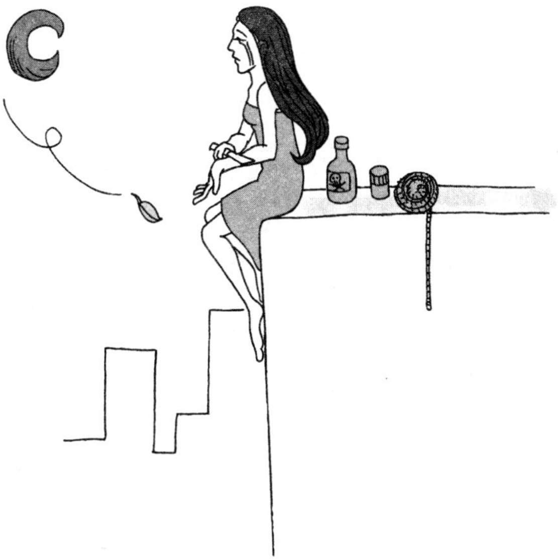

内向、孤僻的人容易抑郁，但如果说这些整天拿着高工资的白领人抑郁，恐怕不仅没有人会信，还会给人一种为赋新词强说愁的意味。事实上，这样的情况确实在很多白领中存在着。

前不久，有朋友相约为其作品作序，婉拒多日，这位朋友还依然一颗红心执着相邀，无奈，盛情难却，就准备找个周末敲敲键盘。这时，一个电话打进来，还自称是一个我的一个患者引荐的。对于患者来电，处于一种本能的责任，听了这位朋友近半小时的诉说。

原来，这位36岁的柳小姐，从记事起就一直都非常出色。一路走来，还在高二就同高三学生一起参加高考，而且顺利考入了北京一所著名大学的法学院。毕业后，进入了一家颇有声望的律师事务所。自然收入很高，拿她的话说，算得上是“如沐春风”。那个时候，感觉身体健康，精力充沛，所以，人生几乎是全速驰骋，自己也把自己放到了一个没有退路的境地。贷款买了三环内的房子，贷款买了一辆名车。不曾想，才刚过去不到两年，随着金融危机的震动，效益差了一大截，结果现在半年挣的钱还不如原来一个月挣得多，车也放在车库好久没有跑了。更为重要的是，自己面对工作的时候，也倍感力不从心、心烦意乱，甚至生活没了乐趣。再者，由于工作繁忙，被忽略多时的男朋友提出了分手。听之任之，她无心做任何的挽留。此后，也再没有继续新的感情，孤独寂寞实在难耐。尽管还是有很多来自周围的艳羡的目光，但感觉自己却在苦苦支撑，想着自己活在困窘里，活在别人艳羡的浮华中，自己处于了崩溃的边缘，于是给自己放假休整。不曾想，在沙滩中闪过的也不是生活的惬意，而更多的是一些自杀的方式的权衡。自己时而觉得有很危险的想法，时而又好像看到了一走了之的天堂的幸福……

律师，是典型的白领人士，而且在印象中，他们总是那么的果敢、干练，尤其是女性律师从业者，更有一种刚柔相济之美。也正是这样一个印象式的雕刻，所以使得很多人以为，对于工作环境好、工资收入多的“白领”人群来说，似乎他们都是上天的宠儿，几乎是要什么就有什么，应该心满意足、称心如意，他们怎么会出现抑郁与烦恼呢？事实上并非如此，调查结果表明，这些受教育程度较高、工作岗位层面较高、经济收入较好的人群，患有抑郁的情况并不低于社会其他人群。这就应了平常那句老话，叫“皇帝庶民各有一本难念的经”。这里的柳小姐在享受有钱人生活的同时，因为大环境的原因，进入了一时的困境，再加上男友的离去，造成了她精神上的抑郁。由此，对“白骨精”人群来说，注重心理健康显得尤为迫切。

从日常的生活消费水准来衡量“白领”人群，确实比一般工薪阶层要高，但也有相同的问题，就是情感问题。再者，收入高和他们承载的压力是成正比的。从一些工作中的疏忽来看，一般工薪阶层可能造成的100元的损失，而白领阶层在工薪阶层中如果有类似的疏忽，则可能造成1万元的损失，而且位高权重者，承载的压力也就更大。这就使得白领阶层的压力相对要大很多。

此外，因为股灾来临、因为炒房房价暴跌、因为生意亏本等多种原因而抑郁的人不在少数。甚至为此跳楼的董事长也大有人在。就拿很多人视之为天堂的美国来看，每10个美国人中，就有8人为国家经济感到焦虑。即不仅有近忧，还总有远虑在困扰。鉴于此类种种情况，世界卫生组织近日发出警告称，全球金融危机可能导致精神健康问题加剧，甚至可能造成自杀现象加剧。

那么，如何来疗治抑郁心理呢？

其一，坦然面对，大事化了

这里要警告大家一下，很多问题都是自己造成的，本来芝麻大的事情，自己“养”成了西瓜，这话怎么讲？原因就是不敢正视，抑郁也是如此。现在各种信息大量涌现，这本为大家了解信息提供了平台。但正是这样，也造成了很多人对于自身认识不足，从而将一些莫须有的东西当成了一种必然。比如，很多人之所以不敢正视抑郁，一个主要原因就是缺乏对抑郁的理解，他们把抑郁状态、抑郁性神经症和精神病性抑郁混淆起来。

其实并非如此，平时最常见的是抑郁状态。很多人甚至在当初就是因为一时困难出现了忧愁的状态，是一种临时性的。只要相应的困难消失，就不会有任何健康的隐患。再者，就是对自我所处的人群进行两面的辨证认识：一方面自己处于社会中上层，相对于弱势群体，有更多的优势；另一方面，认识到每个人都可能与不良情绪有这样或者那样的关系，作为白领阶层也不例外。这是一种坦然的心态，也是一种自我素质的完善和提升。

需要提示一下，千万不要过高估计自我调适的能力。就像小的感冒我们可以适当扛一扛一样，但遇到大的疾患问题，就应该主动寻求专业人士和相关医院进行治疗。不良情绪的调理也一样，因为自我调适有一定的范围和程度，否则会延误时机，使抑郁加重。

其二，动身动心可健心

大家都知道，生命在于运动，但很多人对于运动的理解，仅仅是在健身上面，对于身心的健康，好像跟运动没有什么关系一样，实际情况并不是这样。做运动照样可以驱逐抑郁。

比如，你如果喜欢打乒乓球（最好不做爬山等挑战运动，如果因为身体的疲惫上不了顶，自身的抑郁情绪会加重）的话，可以找一个要好的异性朋友，然后一起去打球，你们甚至可以无视那些打乒乓球的规格标准，让其中充满乐趣。

举个例子说，你们在发球的时候，规定每个人都要采取抛掷的方式，而且乒乓球弹跳的高度要超过头顶；甚至还可以规定，乒乓球即使没有回落到台面，只要在你们划定的范围之内都可以再次将球击到对方的台面上。这样一来，你们运动的空间扩大，加大了你们的活动量。再者，因为要掌控更大的空间，所以，你的注意力会得到最大可能的分配，抑郁情绪就会被压缩到最小可能。

不仅在项目选择上，趣味性也是一个重要的方面。再者，就是要强度。只有达到一定强度、持续时间和频率，才能达到预期效果。以做健身操为例，内容包括跑步、跳绳、健身舞等，每周至少作 3 次，每次持续 15～20 分钟。散步也可以达到同跑步一样的效果，专家们建议患者每天步行 1500 米，并力争在 15 分钟内走完，以后逐渐加大距离，直到 45 分钟走完 4500 米。

还有一种运动的方式，就是“动嘴”。自然，动嘴不是让你对嘴部肌肉做锻炼，而是利用嘴倾诉。具体说来，可以向亲人好友倾诉，以缓解焦虑和压抑的情绪。这时候的倾诉最好能找个对你比较照顾的铁哥们去倾吐，以免造成“痒没有去掉，反惹一身骚”的嫌疑。从对象的选择来看，要么是对方很具有包容心，能如一池秋水一样，能包容你扔下的任何不良情绪的“石头”；要么就是找一些具有相同情况的伙伴互相诉诉苦，同病相怜，本身就可以让你感受到你的情况并非是什么大不了的事情。正是如此，所以，美国某精神健康研究室曾经发起了一场运动，口号是“朋友乃良药”。他们认为，社会支持甚至可使人延年益寿。

其三，嚯嚯哈哈也减压

嚯嚯吼山：现在很多的人在爬山的时候，除了要征服大山，另一个就是到了山顶会哦嚯嚯……地大吼一阵，这实际上也是一种释放压力的方式。即使在类似哈佛、耶鲁这样的名校，也有一些学生习惯用这种方式来缓解紧张的情绪。

哈哈大笑：现在生活压力大，抽点时间，看一场让人忍俊不禁的笑笑小电影，也可与朋友开一个黑色幽默。笑过之后，回过神来，你会发现，原来笑笑人生是如此的惬意，是如此的让人快乐，想想那些所谓的坎似乎不那么让你头痛了。

其实，网络的兴起，还有一件减压的事情可以做，即写作。写写博客，与几个网友真心沟通，太多“不能说的压力”找一个秘密空间把他们全写出来。“把压力写光”是很多心理学家提倡的减压方法。研究显示，用这种方法，身体会有更好的免疫功能；而且，持续将压力和烦恼写出来的人，心态会更积极，心理病症也会减少。

其四，吃吃喝喝除抑郁

吃什么跟一个人情绪有很大的关系。也正是如此，很多人在吃饭的时候，心情不好点的菜与心情好所点的菜，具有很大的差别。而且，进一步跟踪调查发现，心情好的时候，所点的菜往往更为接近自身健康需要。从营养疗法的角度去看，食物中所含的维生素和氨基酸对于人的精神健康具有重要影响。有专家认为，多疑症的人如果缺乏某种单一营养物质也能引起抑郁症，所以他建议白领们饮食和工作一样，“有的放矢”才能“事半功倍”。从营养素的角度出发，白领们应该主要做以下几个方面的针对性补给。

其一，提高免疫力的维生素C

维生素C可以提高免疫力，从而很好地预防癌症、心脏病、中风，保护牙齿和牙龈等。而且令白领人士振奋的是，坚持按时服用维生素C还可以使皮肤黑色素沉着减少，从而减少黑斑和雀斑，使皮肤白皙。日常生活中则要多吃花菜、青辣椒、橙子、葡萄汁、西红柿等，如果坚持服用半杯新鲜橙汁也可以很好地补充维生素C。

其二，促进新陈代谢的维生素E

维生素E能促进人体新陈代谢，还能保护生物膜免于遭受过氧化物的损害，起着改善皮肤血液循环、增强肌肤细胞活力及延缓衰老的作用。所以，白领坚持服用可以辅助增强机体耐力，防止皮肤发干、粗糙、过度老化等不良后果。所以，建议日常生活中适量摄取坚果类食物，如花生、核桃、芝麻以及瘦肉、乳类、蛋类、麦芽等。

其三，防治妇科病的维生素B_6

维生素B_6是人体脂肪和糖代谢的必需物质，对妇科病的防治大有益处。现代生活中，随着观念的更新升级，服用避孕药成为了很多白领人士情绪悲观、脾气急躁、自感乏力等表现的重要方面，针对这种情况建议每天摄入70毫克维生素B_6以缓解症状。白领女性月经前如出现眼睑、手足浮肿及失眠、健忘等症，日常生活中应适量摄入富含维生素B_6的食物，如金枪鱼、瘦牛排、鸡胸肉、香蕉、花生等。

其四，四大生命元素

铁是人体的造血元素，这对白领丽人而言尤为重要。因为女性多了一个排铁渠道——月经，故补铁量应大于男性。而从美丽的角度来看，适量摄取铁元素，可以让您白里透红。一般以每日 15 毫克为宜。日常生活中建议多吃富含铁的食物，如猪肝、猪血、鸭血、豆制品、芝麻、蘑菇、木耳、海带、紫菜、桂圆等。

钙享有“生命元素”之称，可以减缓骨质疏松的病情。对于爱美女性而言，钙也同样是一大福音，因为它可以延缓衰老。建议，每天至少摄取 1000 毫克钙。若在怀孕期、哺乳期或绝经期，则须加至 1500 毫克。日常生活中多吃乳制品、豆类、绿色蔬菜等。

镁是高血压、高胆固醇、高血糖的“克星”，有助于防治中风、冠心病和糖尿病。所以，建议每天应摄入 320 毫克镁，日常生活中应多吃含镁类食物，如青豆、黄豆、绿豆、玉米、面粉、麦芽、蘑菇、茴香、菠菜、黄瓜、柿子等。

锌是保持头发鲜艳亮丽的重要食物，锌在促进身体发育、维持正常性功能、增强人体抗病力等方面，亦有不可取代的优势。建议每天摄入 12 毫克。日常生活中，可以选择一些富含锌的食物，如海产品、豆类、苹果、瓜子、芝麻等。

第四章

工作狂：大忙人有“大代价”

今天工作不努力，明天努力找工作！这句话在成为一个企业或者成为一段时间一类人自我鞭策的动力时，不知道在 GDP 上增加了几个点。但伴随着“只有偏执狂才能生存”的倡导，在你我的身边造就了不少工作狂却是大家有目共睹的事实。随着过劳死等一系列健康疾患的出现，却将这样一种“自我奋进”的精神打了不少的折扣，一个个工作狂应运而生的同时，难免让人有那么些前赴后继的意味。而在人生价值、效益等与健康相比较的时候，就多了那么些得不偿失的韵味。

第一节

小心，风风火火把病“急”出来

上帝想让他出错，就先让他着急。上帝想让他灭亡，就先让他发狂。从类似这样的“警句”中，我们不难看出，“急”在更多时候出的不是效益而是差错，而且这些差错还不仅仅是事情本身，即不是事情成与败的问题，甚或还有一个身体的生与灭的问题。看上去风风火火背后的“高效益”，实则是于事无成，于身有害。

◆抢时间，吃得太快生肥胖

对于肥胖，一直以来，男男女女关心的都是该吃点什么不该吃点什么的问题。所以，一些人怕肥胖不敢吃肉，一些人怕肥胖不敢吃零食，还有一些人怕肥胖连水都不敢多喝，更有甚者，担心自己肥胖，连早餐都不敢吃。当然，如果单就肥胖而言，这其中不乏一些积极因素，但人们几乎都不约而同地忽略了一个问题，即吃的方式，换句话说，影响肥胖的不仅有“吃什么”，还有一个重要的方面就是“怎么吃”的问题。

近日，日本以全国女大学生为对象进行了一项关于吃饭速度和体重变化关系的调查，调查对象包括 22 所大学的 18 岁大学新生。受访的 1744 人之中，共有 1695 人提供用餐速度的快慢、进食菜单、身高、体重、生活习惯等资料数据。这家研究所根据收集到的资料数据，将受访者的饮食速度区分为“特慢”、“稍慢”、“普通”、“略快”、“超快”5个类别，前后花费数年时间逐一过滤分析。结果显示，自称进食速度快的女生，平均体重为55.4公斤；自认用餐速度慢的受访者，平均体重仅有49.6公斤，二者之间落差达5.8公斤。

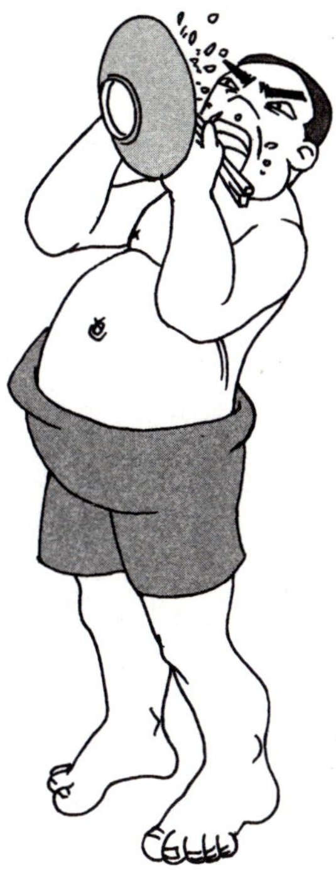

不仅如此，这一研究机构还有一个重大发现，用餐速度缓慢者，每天从卡路里之中顺利获得的食物纤维量，远多于狼吞虎咽型的进食者，而习惯快速进食的受访女生，每天的卡路里热能摄取量远高于缓慢进食者。那些吃到自己觉得饱才停止的人超重的可能性是常人的两倍，而那些既吃得急又一直吃到自己觉得饱才停止的人超重的可能性则是常人的三倍。就此，营养学专家和医学专家达成了共识：用餐时最好保持一定的速度，不要吃得太快，更不要狼吞虎咽。

吃到肚子里的不都是那么点东西吗？为什么用餐速度的快慢还会影响到一个人身体的胖瘦呢？原来，人的大脑中枢里面，有控制食量的饱食中枢和饥饿中枢，也正是因为有这些信号，人体才不会出现“吃饱了撑着”的现象。

人们感觉到肚子饿，是因为人体的血糖水平低于正常的血糖指数，这时饥饿中枢就把信息反射到大脑，告诉我们需要吃东西了。而吃进去的食物经过胃肠消化吸收，至血糖水平升高大概需要半小时左右，因此感觉到肚子饱时，其实所摄入的食物已过量。所以，一个人要是在进食时过于狼吞虎咽，即吃东西的速度快过饱食信号传递的速度，那么，身体就会在这种“匆忙”中获得饥饿的谎报，即肚子已经饱了，而头脑还没有收到信号，控制中枢就不会发出“鸣金收兵”的信号，自然，就会加大进食的量。等到大脑说“不要再吃”的时候，实际上，肚子别说是七分饱，或许已经到了“十一分饱”的程度了，也就是说已经很“撑”了。长年累月如此过度吃东西，身体当然会肥胖起来。

肥胖是疾病的根源，导致糖尿病非常重要的因素就是肥胖。假如100个体型正常的人中间有1个患糖尿病的，那100个肥胖的病人里面可能就有10个人是糖尿病患者，瘦的人得糖尿病的概率会小得多。医学研究也显示，肥胖的人较易患糖尿病、高血压、冠心病及癌症等慢性疾病。过去的研究也指出，肥胖增加了治疗及诊断癌症的难度，例如未能及早找出癌肿瘤、跟进病发、判断最理想的化疗剂量。从性别上进一步研究发现，过胖的男人与肾脏癌也有密切关系，患结肠癌的几率也很高；而过胖的女性则与子宫内膜癌相关，更年期后的女士更要注意体重，因脂肪在女性更年期过后，成为生产雌激素的主因，而雌激素可刺激乳癌发作。

所以，时间是安排出来的，不是“挤”出来的。你可以在饮食上下功夫减肥，你还可以在健身场“不辞辛劳”地挥汗如雨进行减肥，但你最好别把一日三餐弄得跟打仗一样。吃不仅助以养生，慢吃还利于减肥，既然是一举两得的事情，何必还那么操之过急。配合好饮食的选用，则效果更佳，比如，一日三餐你可以做这样的配套安排：早餐：150克花卷、80克牛奶；午餐：三色肉丁、米饭，其中50克猪瘦肉、150克红胡萝卜、20克云耳、10克花生仁、80克稻米；晚餐：70克鸡肉、250克柿子椒、150克洋葱、80克稻米。全天烹饪用玉米油15克。可外加猕猴桃150克。一般将每天饮食摄入的量控制在标准的1600千卡左右为宜。

◆“趁热吃”——轻则溃疡，重则肿瘤

“趁热吃”，这是朴实而热情的中国人在请客吃饭的时候常用的一句客套话。话是这么说，但一番你推我让后，实际上吃到肚子里的时候已经不那么热了，不冷不热倒是正好。而在职场中忙碌的工作狂们，在吃饭的问题上要是正奉行“趁热吃”的话，那么，你的健康就该令人担忧了。

不是说凉的饮食多伤胃，要少吃吗？怎么热了也不行？事实的确如此。从中医的角度来看，在消化道内，食物的消化过程如果在远远超过体温的情况下进行，那么，过热的食物就会导致气血过度活跃，胃肠道血管扩张，对肠胃产生刺激。据台湾癌症临床研究发展基金会的一项报告指出，吃得过冷过热都会有损肠道和身体机能。那么，多热算是影响身体健康之热呢？不冷不热的度又该如何把握呢？看起来很复杂，说起来实际很简单，标准就是，尽可能在日常生活中多吃和体温相近的

食物，这样可以延缓肠胃老化，达到延年益寿的目的。

从饮食习惯来看，中国人的饮食就很少离开过这个“热”字。最为典型的就是现在已经贯通南北的火锅，而喜热好热甚至被一些商家看好，而直接地就叫“麻辣烫”来吸引食客。对

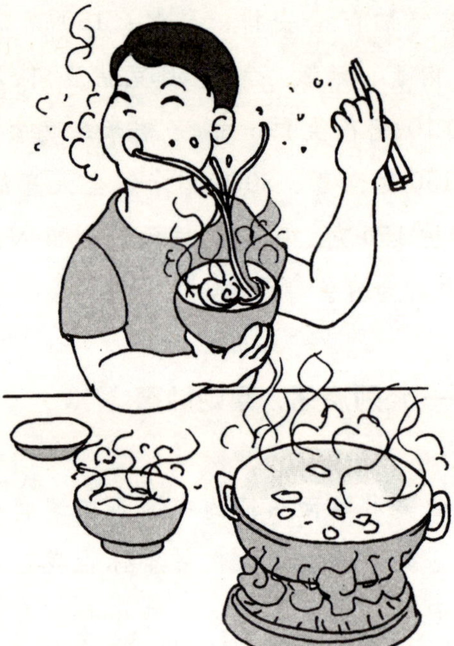

此，北方也丝毫不示弱：那些冒着热气的面条，一咬让你不停在嘴里打转的大馅包子和饺子，在享受热食的时候，同时也享受着“烫并快乐着”的感受。这其实是件不讨好的事情，嘴巴烫着了，就是从嘴到肠胃都一路烫下去，有的甚至在肚子里还烫得不停地用手舒缓推拿肚皮，试想，这又是何苦呢？

工作再忙，吃饭也不能这样跟“烫”耗着呀，对于这帮责任心、事业心都很强的人，这里我要说两句话：第一句，说点俗的，工作为了啥，很大程度上来看还不就是为了吃饭和生活？君不见，很多时候人们说“在哪儿高就呀？”国人一般做

什么样的回答，你去听，很多人都是说“什么高就，混口饭吃。”是呀！既然是为了吃，那就让自己吃好，毕竟身体是自己的；第二句，总在赶时间，挤时间，健康出问题了，躺下不能动了，时间流得是哗哗的，与其如此，还不如从现在开始就照顾好身体，让自己在人生路上总能有条不紊地前行。

研究显示，饮食过热和食道癌等多种消化道疾病息息相关。这是因为人的食道壁是由黏膜组成的，非常娇嫩，只能耐受50℃左右的食物，超过这个温度，食道的黏膜就会被烫伤。如果食物的温度达到了70℃～80℃左右，甚至高达80℃～90℃，那就很容易烫伤食道壁。如果经常吃烫的食物，黏膜损伤尚未修复又受到烫伤，则可形成浅表溃疡。反复地烫伤、修复，就会引起黏膜质的变化，进一步发展变成肿瘤。

这里要提醒一点，理解不要太过片面，“趁热吃”代表的其实是一类现象，而非单纯地说就是吃，最简单也最常见的就是喝茶。很多人在喝茶的时候，刚沏好的茶水就趁热喝，一边喝一边吹茶叶。其实，不用测量，这时候的温度约在75℃，已经远远超过了胃肠所能吸收的温度，对身体的伤害是绝对的。这也提醒那些工作狂们，最好抽那么一点时间，为自己倒杯水先晾着，不要等口干舌燥的时候才想起该喝点水了，倒上开水就开始嘘嘘吹着，一边烫着一边坚持喝水。前面已经说得够多了，就提醒你一句，当心过烫引发肿瘤。

这一点是大家不知道吗？非也，即使是那些工作的狂人，他们在给宝宝喂饭的时候，一般都有一个动作，即边吹边喂。从食物的温度来讲，这时候进入体内的食物大多能达到不冷不热的程度，这对于娇贵的宝宝很适合。吃饭也好，喝水也好，先用嘴唇感觉一下。当然，成年人也可以用手感受一下碗的温度就能略知一二。用嘴唇感受的时候，食物给你的冷热感受最好是温，即接近体温的温度，一般是指温度在18℃～45℃之间。即使在冬天，喝的水也不宜超过50℃。如果实在怕冷，可以多吃些姜、胡椒、辣椒等有“产热”作用的食物，或者适量来两口酒，这样既不会损伤食道，还会有额外的保健功效。

第二节

当心，兢兢业业把病“熬”出来

工作狂一个最主要的体现就是熬夜，今天的事情决不拖到明天，这是他们像战士坚守阵地一样秉持的原则。再加之工作狂皆是责任心比较重的人，所以，对自己的要求也多会比他人高，这样一来，熬夜就成为了“家常便饭”。且不说熬夜是否会影响第二天的工作效率，仅仅就养生而言，熬夜的损失就足够让你将自己的老本搭进去，因为健康才是你能生钱的“本钱”。

◆熬夜是魔鬼，小心失眠缠身

惹不起还躲不起？这是很多工作狂的想法。出什么事了，要躲什么？这里，主要是针对白天那些干扰工作的因素来说的。飞机轰鸣，影响你写作，是不是要封航道呢？鸟儿狗儿各自欢叫，能将它们的口封住吗？电视机、汽车喇叭，你能让他们在你做方案的时候不叫吗？面对这些来自白天的种种声响，工作狂们习惯于将工作集中安排在深夜。在他们看来晚上夜深人静，最适合的就是工作，此时，可以高效率地完成很多事情。

其实，这很危险，因为这类工作狂，做的是违背养生的“大逆”之事。从中医的角度来看，人到子时该睡觉，子时是胆经当令。这话或许听起来有点糊涂，什么是当令，胆经又是怎么回事儿，人体在夜间到底都在干些什么？

当令就是当班，也就是说，不同的时辰有不同的经络在负责维持和呵护我们的健康。这样，我们在健康出了问题的时候才好“责任到人”。身体是一个有着完备系统的组织，甚至还

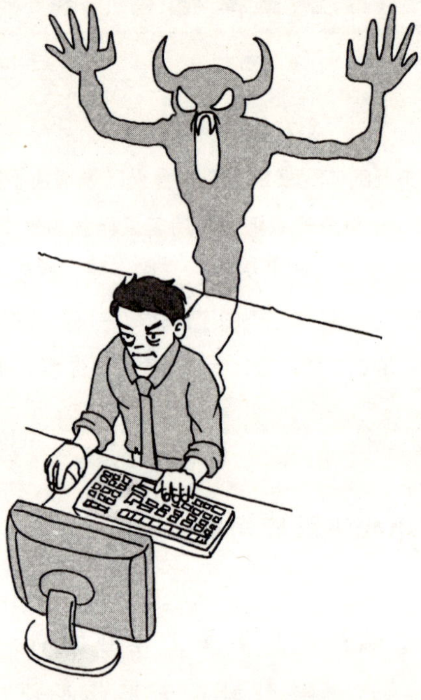

有最为高明的“内部管理”，之所以能被人利用，是因为负责身体各个部分的器官的当班者没有任何假期，而且绝没有换班一说。比如头痛、眼睛痛等问题我们大体可以拿胆经说事儿；如果前面长白头发是胃经出了问题，所以，要打消一个顾虑的是，如果有医生问你哪里痛，问你什么时候痛，还问你痛的感觉等的时候，不要妄断这医生什么都不知道，确认其不可信。事实上，你可能遇到了一个懂得辨症论治的好医生。那种真正什么都不问，一看便知的“神医”是“可遇不可求”的。

为什么在子时中医强调人要睡觉呢？这是因为子时天地相

交、阴阳交接，黑暗和白昼在此时开始渐渐转化，子时成为了一个分水岭，类似于天地处于混沌初开之际，而且子时阳气发动，万物得以滋生，尽管阳气还很羸弱，但属于生发之气，所以，此时的阳气是一种近乎于“母气”之物。

再来说说胆经，胆在太阴与阳明之间，寒热往来，皆有胆来调节。中医认为，人身气机，都是从“子后则气生，午后则气降”的，子时气血流注于胆经，也就是脏腑功能都取决于胆气能否生发，所以有“凡十一藏皆取决于胆也”之说。胆经又是什么呢？此属经络，是十二经脉之一，它的循行路线是：在体内，属胆、络肝。在体表，由眼部经侧头部、耳部、颊部、后头部、肩部、侧胸腹部、下肢外侧、小脚趾，止于第四趾端。这样的循行尽管我们在其正常运行的时候没有太多的感受，但从反面我们却往往能体会到，即如果我们身体不适被诊断为疟疾、恶寒，或者有出汗、头痛、颌痛、目痛、口苦等病症的时候，往往是我们的胆经有问题。日常生活中，很多人在久坐后站起来往往会走到阳台对着太阳伸一下懒腰等，在这个过程中一般人都会憋住气，这实际上就是在给胆经“施压”，迫使阳气得以生发。所以，如果在一阳初生的子时，还没有进入休息状态以应一天的生发、收敛之机的话，人整天的状态都不会太好，而且长此以往，胆腑就必然会出现问题。

怎么办呢？好办。晚餐如有可能少吃点，免得消化那些食物把你的胆也搭进去；再者就是在子时之前该睡觉就睡觉，别拿生命去换那些所谓的“成就”和“效率”。

那么，身体在夜里都在干些什么呢？换句话说，如果工作狂们在夜里还在夜以继日地工作的话，会耽误或者说干扰身体干什么活呢？这就跟人体生物钟的运行有关系。下面是一个人体生物时间表，看是不是从一个侧面警醒甚至击垮了你那种所谓的对生活的“享受”呢?

人体生物钟时间表

时间	人体生物状况	人体配合
21～23	免疫系统(淋巴)排毒静以养神	
23～1	肝排毒	需熟睡
1～3	胆排毒	需熟睡
3～5	肺排毒	需熟睡
5～7	大肠排毒	开地户应便
7～9	小肠大量吸收营养	吃早餐

由此表可以看出,身体在夜晚并没有全线进入休整状态,而是有一种貌似轮流值班的自我修复体制。所以,如果把本来该为健康值夜班的淋巴、肝、胆、肺、大肠等强行征用过来为自己加班工作,而且让那些本来该休息的脏腑都被“惊醒”,其结果就是,健康就在这种对生存时光的“珍惜”中变得虚弱。而调查发现,无论是对于工作还是生活,同样是12小时,更多的人更喜欢分享一种夜色掩映下可以释放自我的夜晚,也就是说,无论是工作繁忙的原因,还是对生活状态中自我更为本真的表达,很多人将熬夜当成了一种对一天生命的“延长”,并且形成了习惯,既然无法改变夜猫族的作习时间,那么,让我们转向对健康进行捕获,施予拯救。

◆拯救“夜猫子”,健康正在行动

现在的人夜生活已经相当丰富了,但对于那些寻梦的人来说,紧张的工作还是他们的主旋律,生活方式的多元化趋势,

“朝九晚五”的工作模式已不能完全概括现代人的工作状态。夜班司机、24小时便利店员工、自由职业者……越来越多的人群加入到“熬夜族”的行列。也因此，越来越多的夜猫子出现在了我们身边。然而看上去很时尚也很洒脱的现代生活，让更多的人免疫力下降、记忆力减退、视力下降、皮肤受损、心理疲乏甚至诱发癌症，别说身体跟你过不去，不就是熬夜吗？怎么会跟癌症都挂上钩了，至于吗？

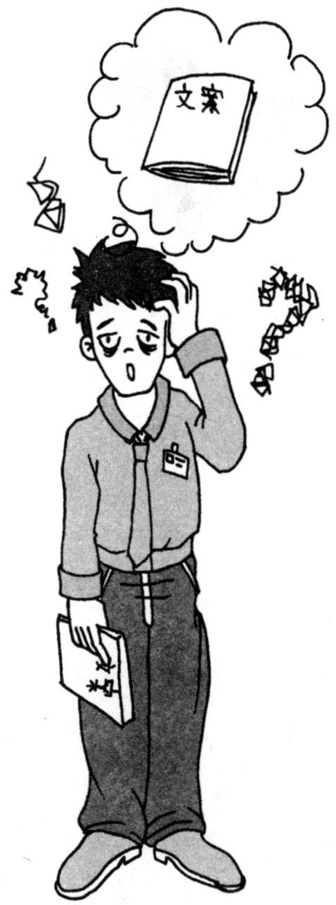

其实，如果还有类似这样的认识的话，那就说明你的认识首先就出了问题。没有将熬夜提高到一个更加突出的地位来认识它。熬夜使人的生物钟颠倒，违背了正常的自然规律，从天人相应（一年四季一天早中晚天地气机运行各有其特点）的角度来看，更是违背天道。人活到如此份上，也难怪会有疾患找上门来。

喜欢熬夜工作的人最为常见的健康疾患大体可以分为两大类：一是看得见的，一是看不见的。就前者而言，包括有视力的下降和皮肤的伤害；而看不见的主要有免疫力的下降、记忆力的减退和不良心理的形成。下面就这些常见的健康疾患进行针对性的说明。

第一，看得见的伤害——视力下降、皮肤受损

视力下降，是熬夜最为直接也是我们自身最能明显感知的一种伤害。需要特别说明的一点是，很多人都不把视力下降等看成是健康出现问题的一部分，在他们眼里，视力下降跟生命的危险是不靠边的两码事。

熬夜不就是会熬出熊猫眼吗？不是过几天就好了吗？有什么大不了的，这其实是一种非常错误的认识，熬夜对眼睛的伤害远不只是出现“熊猫眼”那么简单。长时间超负荷用眼，会使眼睛出现疼痛、干涩等问题，甚至使人患上干眼症。此外，长期熬夜造成的过度劳累还可能诱发中心性视网膜炎，出现视力模糊，视物扭曲、变形、缩小，最终导致视力骤降。下降幅度最低可至0.1。一般来说，这种眼病好发于中青年男性，往往是在通宵熬夜之后突然发病。

针对视力下降的工作狂，我们该怎么办呢？尽可能合理安排时间，让晚上不再熬更守夜，实在不行就退而求其次，即在间隔40分钟之后休息10分钟左右，或者每隔1小时休息15分钟左右。晚上也可以在阳台扶栏远眺，也可以做做眼保健操予以调解。

从食疗的角度来看，合理安排好生活，对于视力的调节也是一个很好的调理之法。各种动物的肝脏、鱼肝油和奶蛋是一个重要的方面。因为维生素A可以通过调节视网膜感光物质的合成，来提高熬夜者对光线的适应力，以达到防止视觉疲劳。所以，日常生活中多摄取含维生素A的食物，如胡萝卜、苋菜、菠菜、韭菜、青椒、白薯以及水果中的橘、杏、红枣和柿，可以起到保护视觉的功效。再者，对这些工作狂而言，消除和化解紧张情绪，也是防止神经疲劳的重要举措，所以，在饮食上还可以适量摄取维生素B族，包括叶酸、烟碱酸、维生素B_6、维生素B_{12}等。所以，除了上面提到要增加动物肝脏等的摄取之外，还应加入红肉、鱼、粗粮及大豆食品、蔬菜、牛奶、乳酪及深绿色叶菜类植物。

看得见的另一个重要的伤害就是皮肤受损。研究显示，皮肤在晚上22时到次日凌晨2时是属于夜间保养的时辰。一般来说，长时间熬夜，内分泌的代谢就会受到影响，会破坏人体内分泌和神经系统的正常循环，从而使皮肤出现暗疮、粉刺、黄褐斑等问题，而神经系统失调又会引起皮肤干燥、弹性差、缺乏光泽等问题。如果长期睡眠不足，还会导致皮肤过度疲劳、水分和弹性双双下降，而黑眼圈与眼袋等问题也会双双登场。这就是很多人在熬了一段时间的夜后，突然感觉气色不好了，甚至出现了皱纹、皮肤暗淡等问题。

既然是熬夜的事，你最好还是权衡一下，是否可以不熬夜，或者对比一下，是否真的是得不偿失，如果夜不得已还得继续熬，那就最好少熬点。当然，也并非就是听之任之，可以适当采取一些补救的措施。从吃上下功夫，从某种程度上看，还是有很大的修复作用的。

如何在吃上下功夫呢？

晚餐要吃得清淡点，这或许是很多工作狂都没有想到的，因为在他们看来，自己晚上都在工作，一定要犒赏一下自己，何必这么“亏待”自己呢？所以，总是大鱼大肉地塞上一肚子。其实，这对健康来说几乎可以说是雪上加霜。因为加重了消化道的负担，所以，身体会出现一种“爬大山”的感觉。喜欢给自己加夜宵的人也要注意了，不要总是认为自己很辛苦就该给自己奖励一下，还有一些人会认为吃点东西，晚上不会太困，无论处于什么原因，这同样是自折健康之举，晚上吃个六七分饱即可。

至于晚上该吃点什么，这里建议你多吃一些富含维生素C或含有胶原蛋白的食物，如水果和肉皮，不要吃凉食，但可以吃一些属性上偏凉之物，如瓜类、菜果、小米、薏米等。可熬制鲜百合银耳糖水补养身体，即用鲜百合30克、银耳30克、雪梨1个、燕窝10～30克、冰糖适量，可以起到养阴凉血的作用。

第二，看不见的伤害——记忆力减退、免疫力下降

熬夜看不见的伤害，从最明显的说起，就是记忆力的下降。从人体的活动来看，人的交感神经应该是在夜间休息，而在白天出现兴奋的情况，这样才能使人一天的工作有切实的保障；而熬夜的工作狂，却强行让身体来了“黑白颠倒”。所以，看上去对工作很是认真的人，其实，他们在白天的工作效率大多数人都是很低的。不仅是没有精神，很多人还会出现头昏脑涨、记忆力减退、注意力不集中、反应迟钝、健忘以及头晕、头痛等症状，时间长了，还会出现神经衰弱、失眠等问题。

建议熬夜的工作狂们，身体是自己的，别把生命不当回事儿。如果为了工作不得不熬夜，每周最多1到2次。另外，夜

班族白天最好充分休息，而不要再安排其他工作。中医认为，经常熬夜的人容易导致阴亏阳亢而产生阴虚内热的症状，不妨使用药膳适当进行调养，使精力充沛。

生地炖鸭蛋：每次用生地20克、鸭蛋1～2个，加水适量隔水炖之，蛋熟后去壳，再放入汁中炖20分钟，冰糖调味，食蛋饮汁，每日1次或每周2～3次。有滋阴清热、生津止渴等功效，适用于熬夜后口燥咽干、牙龈肿痛者食用。

熬夜让人看不见也很难被一般人所感觉的就是导致免疫力下降，经常熬夜会使感冒等呼吸道疾病、胃肠炎等消化道疾病找上门来。这主要是因为熬夜时人的正常生理周期被破坏，人体的正常“应答”系统遭到破坏，抵抗力也就会随之下降。

免疫力系统的破坏，就犹如人体健康防线的坍塌，说到底，还是阴亏阳亢。所以，除适当摄取一些硒、锌、镁、钙、铁等元素的保健外，可以自己做如下调理：

方一：猪腰炖杜仲

每次用杜仲25克、猪腰子1个，隔适量水炖1小时，每日或隔2～3日服食1次，有滋补肝肾、强壮筋骨之功效，适用于熬夜后腰酸背痛、四肢乏力者服用。

方二：莲子百合煲瘦肉

每次用莲子（去芯）20克、百合20克、猪瘦肉100克，加水适量同煲，肉熟烂后加盐调味食用，每日1次。有清心润肺、益气安神之功效，适宜于熬夜后干咳、失眠、心烦、心悸等症者食用。

方三：粉葛生鱼汤

每次用粉葛250克洗净切成小块，生鱼一条去腮及内脏，加水适量共煲。鱼熟后放入姜丝、油盐调味，食鱼饮汤，每日或隔日1次。有舒筋活络、益气和血、解肌痛等功效，适用于劳力过度熬夜后的肌内酸痛、颈肌胀痛者服用。

最后要提说一点的是，不要为了所谓的“效率”而用那些所谓的“提神饮食”，即使有那么些提神的作用，往往都是属于得不偿失。比如，咖啡因虽然提神，却会消耗体内与神经、肌肉协调有关的维生素B族，而且夜晚空腹喝含咖啡因的饮料，还会对胃肠黏膜造成刺激，引起腹痛；甜食不仅消耗维生素B群，还容易引来肥胖问题；方便面、薯片不仅不易消化，还会使血脂增高。

第三节

善待生命，“老黄牛”莫拿生命赌明天

全速行驶在高速路上，一路狂飙。如果还夜以继日、不休息片刻的话，恐怕很多人都会心生恐惧并想到不好的结果，因为在他们看来，出交通事故是迟早的事情。现实中似乎这样飙车的人很少，甚至没有。但如果将身体看成是跟自己形影不离的“车”，将生命的起点和终点看成是一段跑道的话，这就要提醒那些工作狂了：人生之路真的是跑得越快到终点的距离也就越短了！拿一则广告语来说：人生是一场旅行，在乎的不是目的地，而是沿途的风景。

◆过劳死：千万不能要钱不要命

45岁城管“老黄牛”在连续20天深夜执法后猝死；浙江大学36岁博导过劳死；温州亿万富豪37岁“过劳死”；高秀敏英年早逝，过劳成为致命诱因；麦当劳主席猝死，白领健康再敲警钟；更有25岁刑警过劳猝死，让孩子未出生就永失父爱……这是中国的数据报道。根据世界卫生组织调查统计，日本每年约有1万人因过劳而猝死，在美国、英国、日本、澳大利亚等地都有很多过劳死流行率记载。

曾有一位企业家如是说：成功创业一次，寿命减去十年！几年前，曾有机构对我国3539位企业家进行了调查，发现有90%的企业家表示工作压力大；有76%的企业家认为工作状态

紧张；平均每4个企业家中就有一位患有与工作紧张相关的慢性疾病，如神经衰弱、高血压、慢性胃炎等；有不少企业家觉得内心孤独，甚至产生厌世心理。据统计，在30～50岁英年早逝的人群中，95.7%的人死于过度疲劳引起的致命疾病。

在北京，通过对知识分子长达10年的健康状况追踪调查显示：北京市知识分子平均寿命前后10年从58.52岁降至53.34岁，比全国第二次人口普查北京市平均寿命75.73岁低22.39岁。

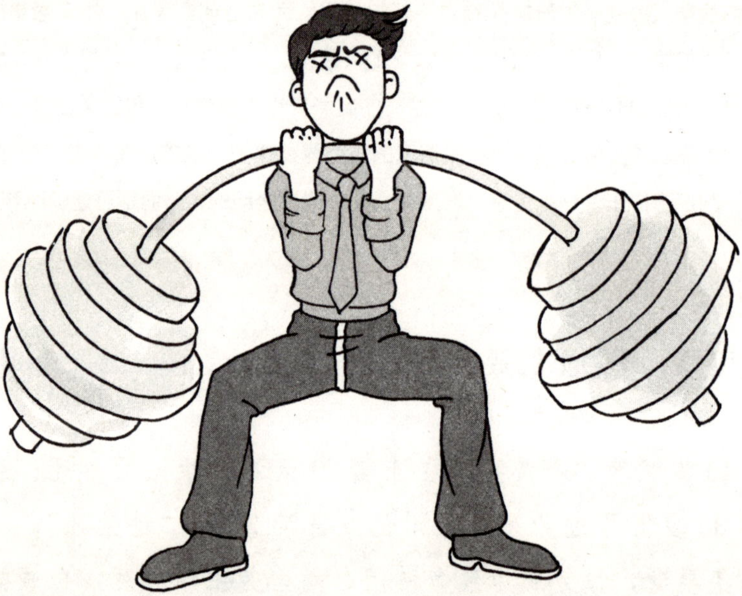

在深圳，伴随深圳速度的出现，当初的创业精英已有近3000人逝去，其逝世平均年龄为51.2岁，比北京知识分子平均寿命还低2.14岁，比全国第二次人口普查广东省平均寿命76.52岁低25.32岁。

面对这些让人惋惜的生命，面对这一串串令人触目惊心的数据，它们从性别上涵盖了男女，从年龄上跨越了老年和青年，从职业上涉及白领和亿万老板。进一步讲，“过劳死”较为突出的体现在了知识阶层人士。为什么一个“过劳死”会有如此巨大的杀伤力呢?

过劳死，源于日语。这是工作持狂热性格的人的一个致命伤，是指“在非生理的劳动过程中，劳动者的正常工作规律和生活规律遭到破坏，体内疲劳淤积并向过劳状态转移，使血压升高、动脉硬化加剧，进而出现致命的状态”。最简单的解释就是超过劳动强度而致死。就其操劳过度致人丧命这一点来看，大多是因为过长时间的工作和劳动强度的加重，而突然引发身体潜藏的疾病急速恶化，救治不及而丧命。有关资料表明，直接促成“过劳死”的5种疾病依次为：冠状动脉疾病、主动脉瘤、心瓣膜病、心肌病和脑出血。除此以外，消化系统疾病、肾衰竭、感染性疾病也会导致“过劳死”。从以上的认识中，我们不难看出，人体就好比是一个弹簧，劳累就是外力。当劳累超过极限或持续时间过长时，身体这个弹簧就会发生永久性变形，免疫力大大下降，导致老化、衰竭甚至死亡。

过劳死“青睐”工作狂，当然，也并非每一个工作狂都会因为过劳而致死，但可以肯定的是，对于健康的伤害却是肯定的。如何来自我“诊查”呢？其实智慧的身体会“说话”。日本公众卫生研究所的科研人员曾对日本“过劳死”高发现象做过详细研究，从预防角度，他们列举了27种过劳症状和因素。

1. 经常感到疲倦，忘性大；

2. 酒量突然下降，即使饮酒也不感到有滋味；

3. 突然觉得有衰老感；

4. 肩部和颈部发木发僵；

5. 因为疲劳和苦闷失眠；

6. 有一点小事也烦躁和生气；

7. 经常头痛和胸闷；

8. 发生高血压、糖尿病，心电图测试结果不正常；

9. 体重突然变化大，出现“将军肚”；

10. 几乎每天晚上聚餐饮酒；

11. 一天喝 5 杯以上咖啡；

12. 经常不吃早饭或吃饭时间不固定；

13. 喜欢吃油炸食品；

14. 一天吸烟 30 支以上；

15. 晚上 10 时也不回家或者 12 时以后回家占一半以上；

16. 上下班单程占 2 小时以上；

17. 最近几年运动也不流汗；

18. 自我感觉身体良好而不看病；

19. 一天工作 10 小时以上；

20. 星期天也上班；

21. 经常出差，每周只在家住两三天；

22. 夜班多，工作时间不规则；

23. 最近有工作调动或工作变化；

24. 升职或者工作量增多；

25. 最近以来加班时间突然增加；

26. 人际关系突然变坏；

27. 最近工作失误或者发生不和。

需要说明的是，在这 27 项症状和因素中占有 7 项以上，即是有过度疲劳危险者，占 10 项以上就可能在任何时候发生“过劳死”。同时，在第 1 项到第 9 项中占两项以上或者在第 10 项到第 18 项中占 3 项以上者也要特别注意。那么，过劳死找上门了，我们该如何应对呢？

第一，做好脑保健

过劳死很大程度上都是用脑过度引起的，所以，要解决过劳死的问题，首先要解决的就是脑疲劳问题，如何消除脑疲劳呢？

适当参加体育锻炼和文娱活动，每天都要留出一定的休息时间，或者听听音乐，做一些绘画、散步等有兴趣的事情。从科学健身的角度来看，跑步、打球、打拳、骑车、爬山等都是不错的运动。从量的角度来看，每周散步 4～5 次，每次 30～45分钟，或一星期进行 3～4 次温和的户外活动，每次 30 分钟即可。运动医学的调查显示，经常运动的人，肌肉的萎缩和力量的减退可推迟 10～20 年，血压可保持稳定的正常水平。运动还能推迟神经细胞的衰老，帮助废物排出，从而起到防癌抗癌的作用。长期坚持健身跑和徒手体操，人体的新陈代谢和工作能力会大大加强。

饮食上要多注意营养搭配，多吃含蛋白质、脂肪和丰富的B族维生素食物，如豆腐、牛奶、鱼肉类，多吃水果、蔬菜，适量饮水。而早餐的时候适当喝点小米粥，中午或者晚上用餐的时候，适量摄取点干黄花菜，因为这两者一个被称为是“健脑米”，一个被称为是“健脑菜”。至于其他具体食品，建议你不要忘记鸡肉、豆类、菠菜、鱼类、草莓、香蕉、燕麦片、海带、脱脂酸奶等，它们富含能量，能帮助你避免过劳伤害，保证机体这台发动机高效率运转。

值得一提的是，如果是情感方面的原因，使得心力交瘁脑力疲劳，千万不要滥用镇静剂、安眠药等，应找出引起感情忧郁的原因，并求得解脱。如果是病理性疲劳，应及时找医生检查和治疗。现代心理学研究：当一个人感到烦恼、苦闷、焦虑的时候，他身体的血压和氧化作用就会降低，而人的心情愉快时，整个新陈代谢就会改善。因此，要防止疲劳，保持充沛的精力，就必须经常保持愉快的心情，做一个具有广泛的爱好和兴趣、始终保持积极向上的生活态度的乐天派。

第二，顺时养生保健康

所谓生物钟，是指人体内各个器官所固有的生理节律。一个人该如何生活，看起来是一个很大的命题，实际上，落实到养生来看，顺应时令是一个重要的方面。说得俗点，就是该吃吃、该睡睡，如果你反其道而行之，晚上熬夜，中午不睡午觉，三餐不定时，则你将整天昏昏沉沉、疲惫不堪。即使忙得不可开交，也要学会调节，短期旅游可览名胜；爬山远眺可开阔胸襟；呼吸新鲜空气可扶助正气；忙里偷闲可解除疲劳，这些让紧张神经得到松弛的方法，也是防止疲劳症的精神良药。

第三，定期进行体检

无论青年还是中老年人，也不论体力还是脑力劳动者，最好每年做一次体检，包括心电图（运动负荷试验）及有关心脏的其他检查，以便早期发现高血压、高血脂、糖尿病，特别是隐性冠心病，只要发现疾病，不论轻重，都要及时认真治疗。

总之，“过劳伤害”绝非“不足为虑”的“疥癣之疾”，乃是人类健康的大敌。勤勉工作是一种美德，但不应以生命作为代价。

第五章

开车族：驰骋人生当心追逐“死亡”

城市：北京；

目的：收集开车族的健康数据；

对象：20～60岁的汽车驾驶者；

基数：近1.1万名；

结果：患超重和肥胖症的人最多，有8239人，近75%。其次是脂肪肝，约占60%。其他主要疾病还有腰椎间盘突出、前列腺增生、冠心病和胃下垂等。此外，调查显示，85%的驾驶者患有3种或3种以上疾病，如脂肪肝、高脂血症、颈椎病、高血压等。甚至有3%的人同时患有8种疾病。不难看出，开车时间越长，驾驶者的身体情况越差，所患的有关疾病也越多。

第一节

坏习惯，开车族的“健康杀手”

走路太累，坐车就舒服吗？其实不然，说不定坐车的羡慕走路的能享受慢生活、晒晒太阳、锻炼身体；而走路的人没准儿觉得车里的人风吹不着、雨淋不着、太阳晒不着，多好呀！这有点像人们说的“围城”，城外的人想进去，城里的人想出来。有车了，生活的空间扩大了，但随之而来的不仅有驰骋人生的洒脱，同时还有那些让很多有车族感觉“浑身不舒服”的疾患，甚至因为安全危及生命。至于健康，不正确的驾车姿势和驾车习惯同样是影响车主身体健康的重要因素。

◆ 恶习相伴，开车打电话≈酒醉驾车

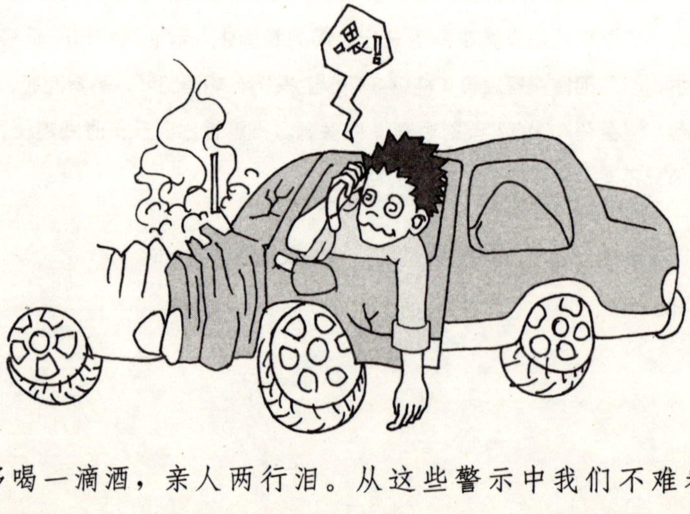

多喝一滴酒，亲人两行泪。从这些警示中我们不难看出，

酒后驾驶的危害可以说是一部“血泪史”。资料表明，人呈微醉状开车，其发生事故的可能性为没有饮酒情况下开车的16倍。也正是由于这种危害的严重性存在，所以中国工程院院士王正国将忌酒放在了减速之后，列为开车族安全防护的四大措施（减速、忌酒、安全带、摩托车手头盔）之一。

而美国侨报的一项研究报告指出，对那些在开车时打手机的人来说，即使他们用的是“非手持装置”，而他们所受到的伤害和酒醉驾车者还是大体相当。为了让你心服口服，这里对本实验做进一步的说明。专家们对40名使用驾驶模拟器的自愿者进行了4种不同场景的研究：专心开车状态、使用手持手机状态、使用非手持手机状态及喝酒并且血液中酒精浓度达到0.08％（即美国法定的酒醉时的平均血中酒精浓度）的状态。

结果显示，有3位边打手机边说话的受试者从后部撞上了在他们前面的模拟车尾部。分析显示，无论是使用手持还是非手持手机的驾驶人，其驾驶速度会略为慢些，踩刹车的速度比未受干扰的驾驶人要慢9％，而从速度的稳定性来看，开车打手机的驾驶人速度的变动性频率明显要高于正常驾驶者。正是从这个角度，一位叫德鲁斯的人声称说：“边开车边打电话，其结果和酒醉驾驶一样糟糕甚或更加糟糕。”

如果从安全的角度来考虑的话，那么，中国人驾车出行时有一个谦让的习惯就值得商榷了，即中国人在进同一辆车的时候，总是将副驾的位置让给长者、领导等地位比较高的人士，这样做实际上是“把危险留给了别人，把安全留给了自己”。尽管前面看上去视野比较开阔，但安全系数却很低。一项来自国外的研究结果表明，出车祸时，车内后排乘客的安全指数比前排乘客高至少59％；如果后排正中间的位置上有乘客，那么车祸时其安全指数比后排其他座位上的乘客高25％。即使结合了司机和乘客年龄、座位头托、安全气囊、天气和照明状况等对车祸有影响的因素，分析结果同样发现，在安全条件好的情况下，后座正中间的乘客安全指数比其他位置也要平均高出16%。

回到手机的问题上来看，尽管一些地方早已经明令禁止在行车的时候接打电话，但还是有人以身试法，拿生命开玩笑。很多心存侥幸的人认为，开车不会对自己的驾驶行为有任何的影响。研究显示，对例行性的驾驶行为影响确实不大，但对于在判断车与车之间的距离时则会有很大影响，其危险性远大于拨电话时驾驶行为所受到的影响。而统计数据也表明，不专心开车是车祸发生的最普遍原因。还有分析报告显示，不仅是行车通话的这种形式，还包括有通话内容的影响，一般的社交性聊天和平常与车内乘客谈话一样没啥差别，但较重要的商务性或决策性谈话，或者是与情感上很有分量人的通话，则会使驾驶者的心思较多地分心到谈话内容上，进而造成驾驶疏忽而肇事。平常生活中，因为谈话而错过了高速公路出口的不悦经历，其实就是对于这种危及生命行为的警醒。

作为一个单一的行为，从防范来讲，就是要对这样的行为引起足够的重视，使这样的行为不再发生。就此，不要心存侥幸。本来一些国家和地方都有相应的法令规范，但一些人却用耳机等隐蔽方式回避，这其实是对生命的不负责任。一是不接电话，毕竟地球离了你照样转；二是该接电话接电话，但将车先停在有安全保障的地方。

◆ 反应迟钝：深色镜戴出安全隐患

夏天，很多开车一族有一个习惯，就是给自己的眼睛装上一层彩色的“玻窗”，即戴上有色眼镜。这其中，不乏有很多装酷之人，毕竟用来挡阳光的时候只在少数。有的镜片颜色很深，所以，在避免受阳光对眼睛过度刺激和引起伤害的同时，还会增加行车的不安全因素。实验表明，戴一副只有一个镜片

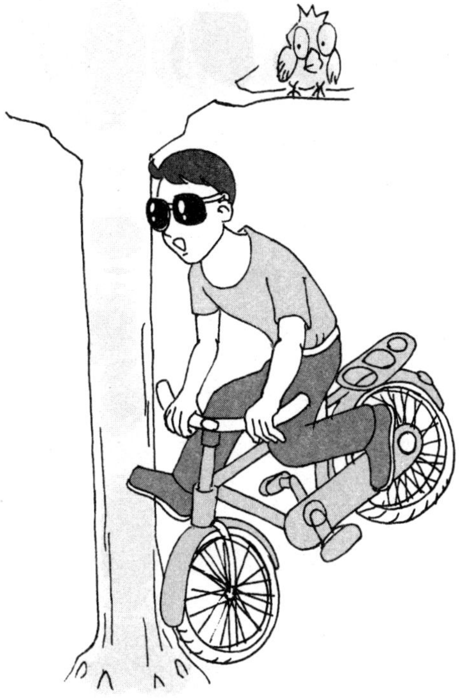

的太阳镜坐在汽车里，等到汽车开动以后，眼睛盯住公路旁的景物，结果有镜片的一边，其景物闪过的速度比没有镜片的一边来得慢。这是为什么呢？分析显示：太阳镜的暗色延迟了眼睛把看到的影像送往大脑的时间，而这种视觉延迟又会造成速度与距离感的失真，使汽车驾驶员做出错误的判断。

曾经就有人做过这样的精细测试：当汽车以每小时 88 公里的速度前进时，戴太阳镜的视觉延迟为 0.1 秒，由此而产生的距离延迟为 2.5 米。换句话说，当司机戴着深色眼镜驾车时，尽管是在事故发生的紧急关头即进行刹车，那么，其所驾

车的实际位置比他所认为的位置还是要超出 2.5 米，这对于一场交通事故而言，无疑是致命的。

怎么办才好呢？这里从三个方面予以说明：

第一，行车的时候，别因为装酷戴深色眼镜，别以阳光太强为名戴“太阳镜”。

第二，退而求其次，要戴深色眼镜，选好镜片的颜色。医学专家认为，阳光中的蓝光和紫外线最容易伤害人的眼睛，促使视网膜老化。所以，配戴普通太阳镜很难起到抵御蓝光和紫外线的伤害，建议配戴颜色较浅的灰色和茶色太阳镜。

第三，做好养眼、护眼工作。日常生活中，多吃对眼睛有利的富含维生素、矿物质和微量元素的食物，营养眼睛，避免因缺乏某种维生素、矿物质和微量元素影响到眼睛健康，造成视力下降。除了饮食之外，还可以用热水、热毛巾或蒸汽等熏浴双眼，以促进眼部血液循环，防止眼病。

此外，对眼睛的“锻炼”也是养眼、护眼的重要工作，具体说来，经常用手按摩双眼，可预防视力下降。适当运转眼球，锻炼眼球的活力，以达到舒筋活络，使眼球更加灵活、敏锐。当然，对于眼睛的爱护，还需要在平时防止用眼过度，平时看电视、看书等，都要严格限定次数和时间，不可过长、过滥。

◆振动病：赤手开车的健康危害

什么叫振动病？

所谓振动病，就是由于长时间接触振动所引起的人体血管、神经、骨与关节、肌肉等出现病变的一组病症，因此这种病被称为振动综合征。长期以来，振动病都被视为是一类人的职业病，是砂轮工、磨刀工、伐木工、铆工、气锤工、风钻工、煤矿工人等“专有”的病症，好像跟开车族的关系不大。事实上，振动病，还有一个不可忽略的患病人群就是开车族。开车还有这毛病，是否太过牵强，或者说人太娇贵，事实并不是如此。司机患振动病，主要是在驾驶各种机动车的过程中不断受到振动引起的。

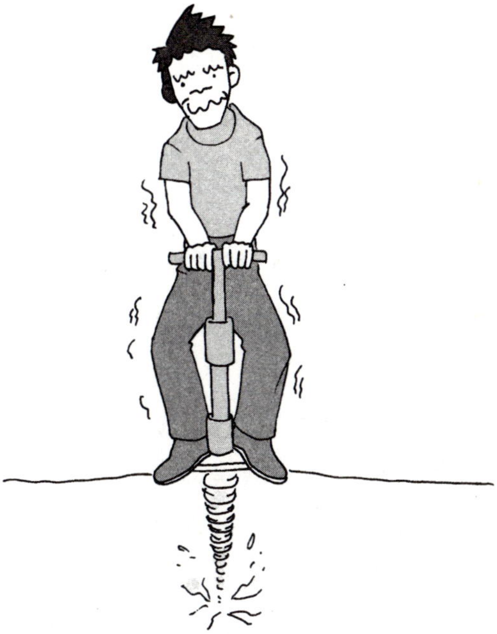

这跟赤手开车有什么关系呢？赤手开车的时候，由于汽车发动或行驶时的震动，需要手部不停地用力掌控，这个时候，人们最明显的感觉就是手掌多汗、指甲松脆。如果震动过强，驾车人会有手臂疲劳麻木、握力下降等不适，不那么明显的感觉，则是对神经系统功能受到损害，如条件反射受抑制、神经末梢受损、震动觉痛功能减退、对温度适应能力减弱等等，长此下去会导致肌肉痉挛、萎缩，甚至引起骨关节的病变。

前不久，从大学时候班里的“外交部长”（即在学校和异性打得比较火热的男生）了解到，一女同学怀孕流产了。当时，先是一惊，身体不错，毕业后工作也不错，应该是顺风顺水，她怎么就会流产呢？后来，听说她过得很滋润，经常组织自驾游，这才提醒我，是否是因为振动病给闹的。事后，从她博客中一篇《开车族：小心振动惹祸端》明白了事情的原委，算是印证了我的想法。自然，随着经济的提升，买车成为普遍情况，随之而来的是，振动病波及的范围也变得更加广泛。其实，不仅是女司机，男司机在长期受到振动后同样容易患振动病。

尽管男人不会有流产的后果，但这并非说振动病就可以被小视，从其对健康的危害来看，大体可以分为两个方面：其一是全身性的健康影响，此时，患者会伴有程度不同的神经衰弱，如失眠、多梦、心悸、气短、记忆力明显减退、反应迟钝等，可出现面色苍白、出冷汗、恶心、痛、脚痛、脚部皮肤发凉等。如果长时间这一情况得不到改善，还可能引起内脏移位；其二是局部的，局部的症状表现是以手部为重点，会出现手部发麻、发僵、疼痛、四肢无力和关节疼痛，多在劳累和受到寒冷刺激后发作，常在下午出现四肢无力，重时可出现手部发冷、浮肿、疼痛，夜间疼痛严重时，可影响睡眠。随着振动的加剧，时间上的拉长，可出现肢端动脉血管痉挛，表现为间歇性手掌和手指发白、发凉、发紫，手指及关节变形、肿胀或萎缩，以及手掌皮肤增厚等。

振动病不是什么大病，目前尚无特效治疗方法。话说到这里，劝你不要怨天尤人，这毕竟是属于“习惯病”，也就是说，是你在长期的实践活动中形成的。自然，让身体改观也就不是一蹴而就的事情，是不是就听之任之了呢？自然不是。具体可以参照的措施有：

第一，尽可能少驾车出行，尤其避免郊游，因为郊游的路况相对来说更为复杂，颠簸的幅度更大，而且因为马力相对大，汽车自身发动机的振动也会加大。如果郊游和出门驾车已经成为了一件不可调和的事情，那么，保养好车辆的减震器，使其始终处于良好的性能状态。同时建议你在驾车时最好戴上手套，线手套或双层棉纱手套均可，减少手与方向盘的直接接触，缓冲车辆对手及人体的震动力。另外，还可在驾驶员座位和靠背上安装富有弹性的垫子，对缓冲震动也有作用。需要提醒的是，丝线手套有打滑的可能，尽量不戴，而以棉线材质为宜，这样可以防止紧急时候方向盘因为手套打滑而失控。

第二，加强营养、对症处理及适当疗养的方法。加强饮食营养，增强身体免疫力。药物治疗多选用烟酸、地巴唑等扩张血管药物，也可选用丹参、降香、川芎、当归、鸡血藤等中药进行治疗。在有条件的地方，还可以采用高压氧疗法。再者，定期进行健康体检，发现病症及时治疗。

第二节

五面埋伏，倒在方向盘上“事出有因”

据调查，患心脏病的最低年龄下降了15岁，而进一步的调查显示，驾车一族中心脏病的患病比率呈现出逐年上升的趋势。究其原因，主要是因为开车时人们注意力高度集中，又缺乏运动，血液循环缓慢，所以驾车族已经成为心脏病的易感人群。

◆埋伏一：固定体位，血液凝块

【成因】

血液在身体里，属于一种内循环，但如果开车一族总是把身体陷在那个让你“舒服”的座驾里，那么，由于身体自身形成的压迫就会波及血液的流动。长时间保持一种体位不动，很容易就造成对血液流动的阻滞，并进而形成血凝块。当你恢复活动时，血凝块破裂松动随血液流动，一旦阻塞了重要脏器的血管，就可能造成心梗而危及生命。

【对策】

心梗听起来很吓人，很多的名人都因此而丧命。其实只要早发现、早预防，吃吃喝喝就能解决大问题。

吃什么？主要两个方面：一是吃坚果，一是吃黑巧克力。

研究表明，每天平均吃 6 克坚果就可以起到预防心脏病的目的。其原因主要是由于坚果能稀释胆固醇浓度，保护心脏和血管免受胆固醇侵害，从而大幅降低心肌梗死的发病率。为什么黑巧克力也能有如此奇效呢？原因就在于黑巧克力含有大量的抗氧化剂，使血液抗氧化能力提高，促进血管扩张，降低血凝块的形成。当然，并非是越多越好，研究表明，吃 100 克黑巧

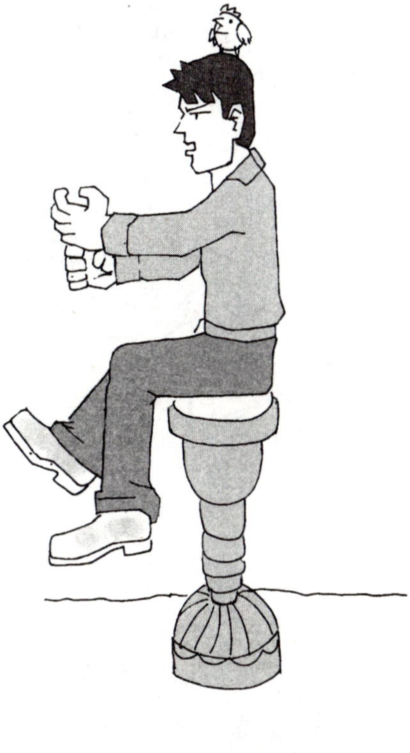

克力就可改善人的血管功能，其效果可持续至少 3 小时。值得提醒的一点是牛奶巧克力不会产生同样的效果，这是因为牛奶对抗氧化剂的吸收会有影响。

喝什么？每天喝一杯红酒。对比研究表明，预防心脏的冠状血管栓塞，降低血小板的活跃性，使用药物的有效率仅有45%，而红酒能达 75%。事实上，喝水也显得特别重要，可以

防止血液黏稠、便秘和血栓。

◆埋伏二：双腿“废用”，心脏超负

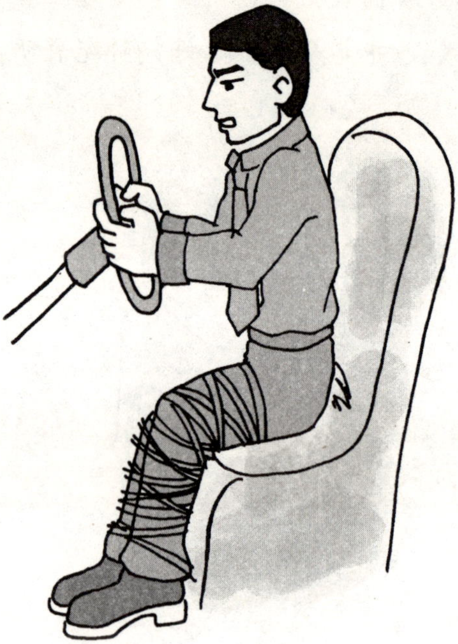

【成因】

车是什么？日常我们有一句比较低调的说法，即“代步工具”。所以，就开车族而言，自从开上车，双腿就基本进入“废用”状态。生活中，几百步开外的超市去拿瓶酱油也要开车去，这并非是一种夸张，在身边早已经比比皆是了。有统计数据为证，据调查，驾车族每天平均只走500步。因为运动减少，腿部力量通常比常人差，腿部的衰老可能会更早出现。大不了就是腿部的问题，这跟心脏有什么关联呢？因重力影响，下肢血液流回心脏缺少动力，心脏需要花费更多的力气完成下肢血液循环。

另据科学检测知道，车快心率也会加快。在汽车时速为50公里的时候，脉搏是平均每分钟73次，100公里时则达到97次。心跳加快有什么健康含义呢？这意味着心脏供血不足，必须增加做功，才能泵出足量的血液以供身体需要，所以，这无形中就增加了心脏的负担。

【对策】

你可以在小区的健身点，蹬蹬单车，你也可以在平地里，自己来100个高弹腿跳，即两手屈肘成90度，全身放松置于腰间。然后，以奔跑的方式，在原地高抬腿奔跑，高度以膝盖能触及手掌为宜，坚持100次左右即可。如果抽不出专门的时间运动，那就请你把它化整为零，从生活的细节出发，将那些琐碎的时间都利用起来。你住五楼吗？那么，你可以爬楼梯，即使是住30层，照样可以爬呀，你可以在25层下电梯，你也可以爬到五层的时候再坐电梯呀。只要双腿的肌肉力量强大，肌肉收缩相当于为整个身体的血液流动增加了动力，有助于血液循环，减轻心脏的负担。

心率加快，开车一族该如何应对呢？吃香蕉。香蕉中钾元素的含量很高，它能供给神经系统必要的能量，降低心律，保护心脏。此外，美国曾进行过一项调查，发现驾车时间每增加30分钟，其身体肥胖的几率就增加约3%。所以，尽可能多吃一些禽类脂肪。它与猪、牛、羊的脂肪不同，其所含有的成分更接近橄榄油，不仅无害于心脏，还具有保护作用。

◆埋伏三：精神高度集中，血压升高

【成因】

开车是一件很冒风险的事，道路的复杂性、两旁景物的不可预知性都使你必须长时间集中精神。尽管高速路在很大程度上减少了不可预知事物的出现，但速度快，而且车辆相对比较

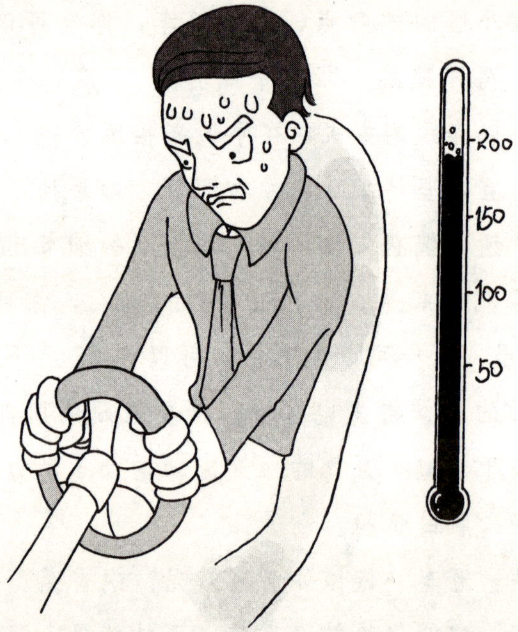

多，就像有的保险员在推销保险的时候所说的那样："你相信你的驾车技术，你看上去很稳重，这使得我对你的驾车安全也有信心，但你不撞别人，你能保证别人也跟你一样，不会犯错误撞你吗?"也就是说，精神紧张的弦从来就没有松弛过。弦绷紧了要变形，人的精神也一样，持续紧张会刺激交感神经兴奋、血管痉挛收缩、血压上升、血流减少而加剧心肌缺血缺氧。

【对策】

这该如何是好呢？车不能不开，开车的危险不可避免地存在。说难就难，说简单就很简单。歌唱！据统计，歌剧演员和合唱演员的寿命比其他职业的要长至少 15 岁。唱歌时，发音器官紧张工作会促进血液循环，保证加倍的气体交换，给心脏和其他器官提供更多的氧气。当然，看那些影视中经典的镜头你就不难明白，还有一种唱的方式就是吹口哨。要有时间的话，去山头或者森林公园，模仿京剧演员吊吊嗓子，效果会更好。

◆埋伏四：路况差情绪更差，引发血管痉挛

【成因】

国人开车，恐怕没有不喜欢长安街的，那里的街面被展宽为 50～100 米，也就是说下限就有 50 米，宽的地方甚至能达到 100 米。所以，很少有听说长安街上有什么撞车事件，十里长街（属泛指，即从建国门到复兴门的一段）更是如此。自然，这样的宽度不可能泛化，只能在特殊位置进行设置。因此，不管是因为道路尺寸上的设置，还是那些蜿蜒的道路问题，开车路上，谁也不能保证不遭遇让人激愤的时候。比如，本来道路就不宽，结果马路还成了免费的停车场，本来就急，再三番两次地还有人加塞儿抢行。这时候，你就能看到一些司机在那里捶胸顿足，有时候还对那些过路的行人或者三轮车师傅一顿呵斥，怒从心头起，血液涌向心脏，血压自然就会骤然升高。严重时候，会有一种心脏快要撑破的感觉，这种状态医学上叫痉挛。

【对策】

这时候，该怎么办呢？最好是以平常的心态待之，免得让自己的神经系统和车速处于紧张状态之中。如果不能让自己的心灵得到安抚，那么，最好对车内的人倾诉出来。如果要是还不行就停下来哭一场，因为中医认为悲能胜怒。哭能减少40%

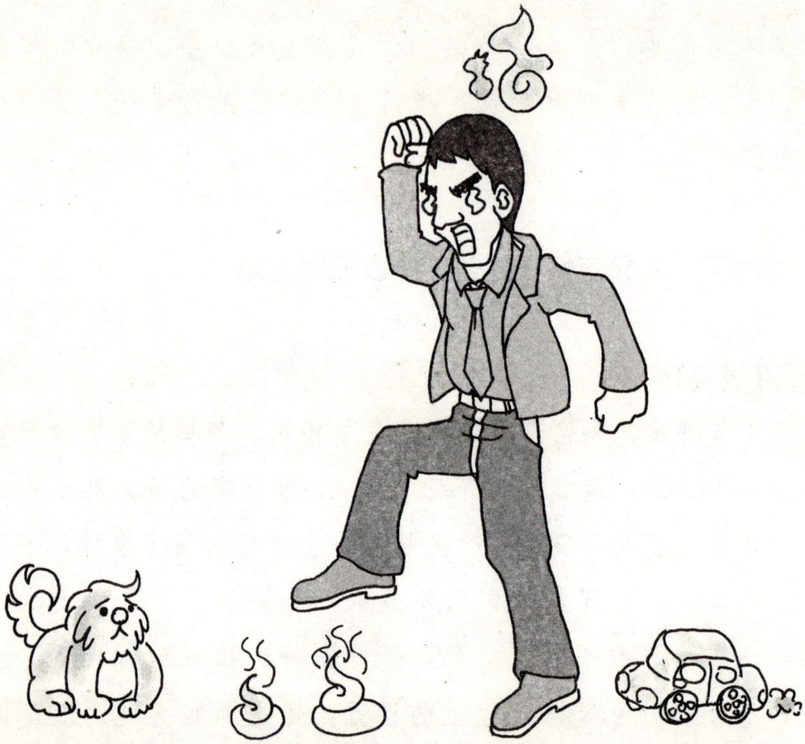

精神压力，减轻心理紧张，缓解血管紧张，避免不必要的心痛，泪液的分泌还会促进细胞正常的新陈代谢。但估计很多人就剩下生气了，哭也哭不出来，这个时候，要做的就是跟自己的兴趣结合起来，好好打发时光。

比如，你可以听MP3，可以看搞笑小电影，可以看小说，可以嚼嚼口香糖。别小看这菱形的小糖块哦，研究表明，嚼口香糖的时候人类的脑波会增强，而这种脑电波的增强，会降低人的焦虑感，舒缓日常紧张情绪。所以，你不妨嚼着口香糖平复一下烦躁焦虑的心情。

◆埋伏五：开车致“炎”，男女有别

【成因】

开车为什么会引起男性前列腺炎呢？从一层层剥离的角度来分析，最为直接的就是导致了身体对病原体抵抗力减弱。抵抗力怎么就因为开车减弱了呢？主要是因为长时间驾车，身体局部严重不透气，代谢产物堆积，使盆腔及前列腺部受挤压而充血，血流缓慢淤滞，从而诱发前列腺炎。尤其在天气炎热的夏季，病菌滋生，受到细菌和病原微生物感染，还会引起细菌前列腺炎，更易增加患病机会。

前列腺炎是成年男性的常见病，其症状每个病人不尽相同。长期的前列腺不适还会造成神经衰弱、失眠、全身乏力、头痛等症状。而如果合并细菌，症状更复杂，出现治好了又犯等反复发作的情况。自然，也有一部分患者是由于不能坚持规范系统的治疗，感觉症状减轻就随便停药，这样会使疾病反复发作。慢性者迁延难愈，急性者症状急重，均造成患者躯体和精神上的痛苦、生活和工作上的不便。

女性开车族要防止尿道炎，这是近来女性身体疾患出现的一个新的情况。随着经济水平的提高，女性驾车已成为城市里一道亮丽的风景线，不少女性自身最为明显的感觉就是腰胖了

一圈，体重增加了十余斤，就连上个天桥腿都酸楚，腿有问题大多数人都能理解，为什么会出现尿道炎呢？

女性开车族容易得尿道炎，跟女性的生理相关。女性的尿道比较短，细菌很容易侵入，而且女性的外阴部汗腺特别丰

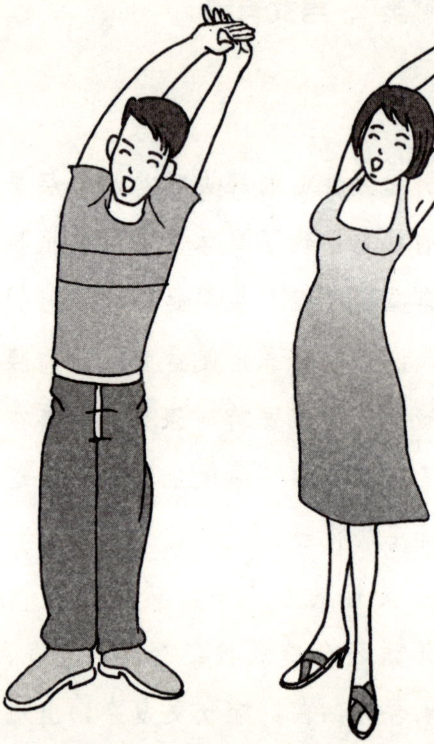

富，长时间开车会使外阴局部长时间潮湿，此时细菌会繁殖得特别快，并乘虚而入，引起尿道发炎，导致尿道充血水肿，继而出现尿频、尿痛等症状，引起尿道炎和阴道炎。

【对策】

尽管因为生理上的差别，男女在长时间开车的情况下，诱发的炎症各不相同，但就其防治而言却是相同的。避免长时间

驾车，是男女开车族实现健康拯救的有效措施。再者，就是应注意生活方式，尽量避免长时间驾驶，开车1小时左右最好下车适当运动，活动活动腰髋，伸展伸展四肢，甚至做做有氧操，跳跳绳。平时多饮水、多排尿，注意驾驶室卫生，参加一些如跑步、爬山等活动。

第三节

指点指点：开车族健康疾患“大检修”

如果说从习惯上找原因是对开车族的健康疾患进行“追凶”的话，那么，这里从疾患的角度出发，将那些可能影响开车族健康的常见疾患提出来，则是在填满“健康陷阱”。由此，人生一路驰骋，更有一路平安的“健康相伴”。

◆猝死：防患未然，体检“量体裁衣”

2004年3月24日，在北京平安里路口西南角，一医院的班车司机驾车时猝死；2004年5月22日，海口16路公交车司机猝死于他所驾驶的车旁；2004年6月24日，在北京三里河路，一名特6路公交车司机在汽车行驶时猝死；2004年8月16日，在北京朝阳区东风桥下，一名出租车司机猝死在红绿灯前……

为什么在很多人看来，开车族是想去哪里一踩油门就过去了，显然算不上体力活，不致于倒在方向盘上呀，整天舒舒服服的，怎么就会猝死呢？据专家现场推测，导致司机猝死的最大可能是心源性猝死，这种病往往发生在有冠心病的人群之中。

所以，要想弄清楚猝死的原因，有必要对心脏的工作做一个简略的了解。

我们知道，人体心脏就好比是生命的“老黄牛”一样，它必须日夜不停地收缩、舒张，并通过遍布全身的大小动脉，为各个脏器提供富含氧气和营养的动脉血。而随着年龄的增长，有些人渐渐变得肥胖，出现了高血脂、高血压等情况，或者是吸烟上瘾、过量饮酒等，这些都非常容易导致动脉内皮细胞损伤、管壁硬化、脂质斑块沉积，管腔会慢慢变得狭窄，发展到一定程度就会出现心肌供血不足的临床表现。

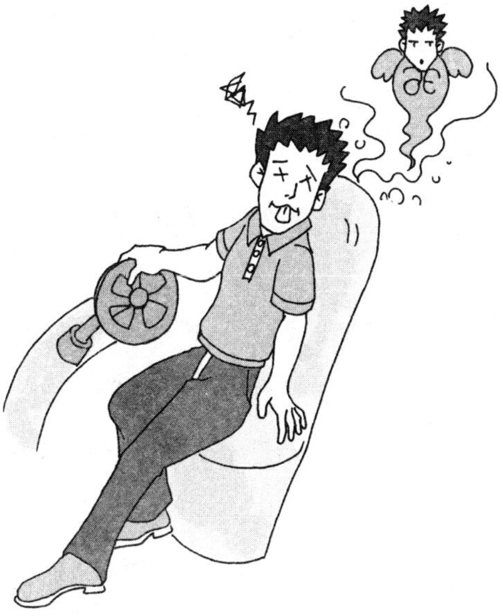

冠状动脉硬化性心脏病最多见的有两种类型：心绞痛和急性心肌梗死。二者两相比较，前者比较轻，主要表现为劳累时和情绪激动时出现胸闷、前胸压榨性疼痛等症，说其比较轻，是因为常常在休息或含服心脏急救药数分钟后就可以得到缓解。但并不要因此而疏忽大意，因为如果在心绞痛阶段没有得到很好的治疗，那么，这病就有可能发展成急性心肌梗死。对这病很多人都已经不陌生了，从新闻报道中，那些死于心肌梗死的名人就是明证。从其表现来看，会出现恶心、呕吐、出大汗和心动过速等表现，急骤发生的心肌缺血会导致心律失常、心源性休克，严重的会出现猝死。所以，急性心肌梗死是非常凶险的心血管急症。

别总拿“开车不是力气活”来说事，力气活怎么了，只要不过度，合理安排，还是一种身体锻炼之法呢。司机长期驾驶车辆在道路上奔波，工作压力大、精神紧张、作息时间没有规律，这种行为习惯的养成，使得开车族本身也是冠心病的易患人群。再加上多数司机缺乏健康保健意识，经常吸烟，不注意血糖、血压和血脂的监测，不注意身体的科学锻炼，自然增加了患猝死的可能性。

冰冻三尺非一日之寒。其实，疾患的生成往往也并不是突发性的，即使是那种吓人的猝死也一样，尽管上午还好好的，下午说着话站起来就撒手人寰；尽管昨天还好好的，今天就倒在了方向盘上。甚至有目击者称，刚才还好好的，转眼间阴阳两隔。其实，这照样有一个病患积累的过程。不良的行为习惯是一个重要的方面，因此，提请你在平时就要养成正确的驾车习惯。一旦因为坏习惯造成了伤害，比如，在行车的过程中感觉到胸痛、疲劳和呼吸困难等前兆症状时，应立即平卧休息，同时松开领口、裤带，头向一侧歪倾，以免呕吐物引起窒息。作为紧急措施之一，还要注意保暖，因寒冷会加重血管收缩，加大猝死的可能性。如果发现这样的情况，要通知急救，并对患者施行人工呼吸和心脏按摩，以便赢得抢救时间。

但防患于未然还在平时，除了要在饮食上有所注意外，平时还要多做健康检查。具体说来，主要有以下的几个方面：

第一，查内科

心内科是司机体检的重中之中，这不仅是被猝死吓的，就是从其对健康的潜在危害和开车族的工作特点来看，也有密不可分的关系。人在驾驶时精神高度紧张，活动少，喝水少，再加上大量吸烟等，容易诱发心脑血管病。所以，司机查体除常规测血压、查心电图外，有心肌缺血表现者，还应增加运动平板心电图监测，甚至心脏彩超、心脏核素扫描等项目。

此外，对很多职业的开车族而言，平日饮食无常，饥饿和过饱更是家常便饭，就好像是骆驼喝水一样，喝上一肚子就管很长时间。但人吃饭可别学骆驼，毕竟骆驼是数年进化而成，而人吃饭一日三餐早有定论。所以，经常跟车挂钩的人，最好去消化科做个胃镜检查。

第二，查骨科

这个道理说起来大家都懂，即在开车的时候，人体脊柱会受到一定程度的生理弯曲，再加上长时间保持不变，司机就更容易患脊柱疾病。因此，骨科检查也是重点。这对早期发现颈椎病、腰椎间盘突出等病并及时治疗是很关键的。

当然，这样的检查最好不是在你“扛不住”的时候才进行，而是在平时定时而行，常规的检查也很必要。所以，如果有条件的话，要定期检测血脂、血糖、血压、心电图等。有身体不适时，不要勉强出车。一旦发现异常，如胸闷、胸痛等可疑症状，应及时上医院检查，进行相应治疗，防止发生意外。患有听觉器官、心血管系统、神经系统器质性病变及色盲等疾患的人，则不宜进行驾驶，并在医生的帮助之下，根据自身情况提出预防保健建议，制定一个缜密的治疗计划。

◆颈椎病：五分之一是“开车族”

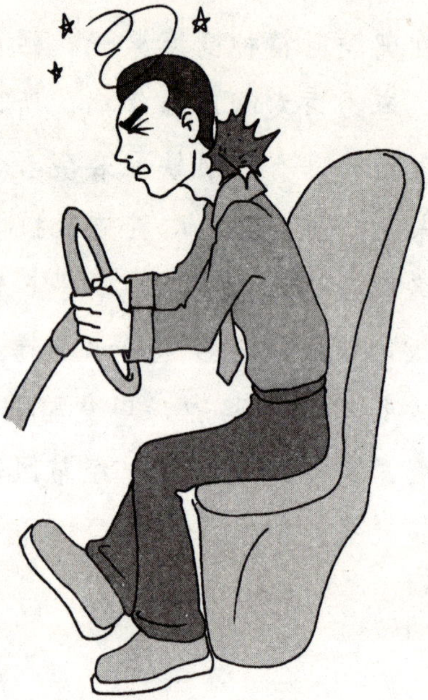

病患的比例没有像计划经济那样的行政划分，所以说颈椎病患者中，开车族占到了20%以上，这样一个比例，都是开车族们自己长年累月“开”出来的。听起来有点自作自受的意思，实际上也是如此。先来看看颈椎在身体是怎么工作的，又到底跟开车族们有什么关联。

从其在人体的位置来看，颈椎位于头部、胸部与上肢之间，从齿状突上缘至第7颈椎椎体下缘（齿状突是上颈椎关节重要的骨性联结结构，位于脊柱的最顶端）。为什么这一段就偏偏容易出问题呢？除了位置之外，还跟颈椎的特点有关，颈椎是脊柱椎骨中体积最小而灵活性最大、负重较大的节段。不仅如此，颈椎还是人体活动次数最频繁的脊柱节段。人一出生，颈椎的活动就没有间断过，而且运动的频繁度随着年龄成长而增加。

生命不是在于运动吗？为什么颈椎的频繁活动反而活动出病来了呢？这个道理有点“过劳伤身”的意思。就拿驾车族来说吧，他们长期保持一种习惯性的坐姿状态，自然整个椎体的负荷就会相应加大。如果你的座椅调节不够好，还会进一步影响到你的坐姿。开车的时候，你的头部会为了看清路况而微微前伸，这样就会使你的颈椎负荷更大，加之开车族在行车的时候精神高度紧张，眼睛盯牢前方，脖子挺直，容易导致颈部肌肉痉挛，发生颈椎微错位，压迫、刺激神经，出现头部、肩部、上肢等处疼痛、发胀，这就使得颈椎的活动变得僵直而单一。固然，时间越长得颈椎病的几率就越高。

面对颈椎病，层层推进，在对其进行预防和防治之前，还得先了解一下颈椎病的一些主要特点。根据压迫的位置不同，呈现出不同的病变反映。如，交感型颈椎病由于刺激或压迫颈椎旁的交感神经节后纤维，可引起头痛、头晕、耳鸣、耳聋、枕部痛、枕大孔压痛、视物模糊、眼窝胀痛、眼球震颤、流泪、鼻塞、心跳加快或减慢、心律紊乱、血压升高或降低、肢体发冷、皮肤瘙痒、麻木感、多汗或少汗等症状；神经根型是压迫或刺激椎管单侧或双侧的神经根引起的症状。病人表现为颈肩痛、颈僵硬，且反复发作。常因劳累、寒冷、睡眠不佳或伏案工作过久而诱发，仰头、咳嗽、打喷嚏时加重，疼痛沿神经根支配区放射至上臂、前臂、手和指，颈部活动受限，有时可有头皮痛、耳鸣、头晕，重者手指麻木，活动不灵；脊髓型颈椎病由压迫或刺激脊髓而引起。早期症状表现为单侧或双侧下肢软弱无力，有麻木感，以至行走困难，脚好似踩在棉花上，胸或腰部有束带感。少有疼痛，上肢发麻，手部肌无力，严重者发展至四肢瘫痪，大小便功能障碍；椎动脉型是沿大脑走行的椎动脉从第6颈椎横突孔开始通过，当颈椎的横突孔附近发生病变，颈动脉受压迫或刺激，除有颈部压痛、活动受限等颈椎病一般表现外，有时可表现为头痛、头晕、眩晕、视物不清、恶心、呕吐、耳鸣、耳聋等症状，其甚发生猝倒。

上面分型介绍了颈椎病的几种主要病因和病症，实际上也是一种判断方法。即患者只要跟病症做一个恰切的对照，就能大体让自己对颈椎的情况和属性做到心中有数。有一个基本的了解之后，我们再来看看如何对开车族的颈椎问题进行调治。主要从三个方面予以说明。

其一，调座椅

开车族在刚开始钻进车内的时候，都会做一些座椅的调节，之后，好像很多人都是一劳永逸地享受，钻进去就行车了。其实，尽可能有一个重新调整的过程，这就像称了体重后，一定要细调，以使计量器归零相类似。再一个是调节的标准，尽管胖瘦和驾驶习惯不同的人，对座椅的调节也会有差异，但有一点是要共同遵守的，那就是将座椅调节到一个合适自己的位置，使你整个脊椎的四个生理弯曲能充分依附在座椅靠背上。

另外，已经患有颈椎病的人，平时应该注意多卧床休息，使自己平躺在床上，选用低一点、比较硬一点的枕头。

其二，做按摩

做按摩，你自然可以找一个比较专业的地方进行一下享受式的身体料理，这没什么好说的，了解一家比较有信誉的地方，往那里一躺就可以了。这里主要跟你说说自我按摩的手法，具体操作：首先用食、中、无名指在对侧颈部按揉，自上而下，共20次，对痛点多加按摩；用食、中指按住同侧颈后肌肉，同时做仰头动作，共20次；用拇指和其余四指拿捏对侧肩部肌肉，各20次；用双手拇指按揉枕后部的风池穴和肘部外侧的曲池穴，以出现酸胀感为度，每穴各约1分钟。

其三，常运动

统计表明，在颈椎病进驻下的人群多生活在备受压迫之中，人们手脚近乎麻木、背部酸疼、头昏眼花，有时候还会出现胸闷、胃疼等症状。尽管如此，临床显示80%以上的颈椎病患者无需手术，其作为一种“运动病”，有60%左右的患者可以通过自我运动来缓解症状。

患有颈椎病的司机朋友，可配合适当的颈部运动来改善颈部不适症状。例如在驾车休息时，坚持做头部后仰60～100次，体态瘦弱的人可以少做一点，体态较胖的应该多做一点，切记不能间断。可做扩胸、摇肩运动，也可采用“米”字功进行锻炼，方法是患者取端坐位，全身放松，以头做“笔头”，反复写“米”字5～10遍，每日坚持做2～3次。开车，快是在寻求刺激，而慢则是享受生活，所以，建议你在连续开车1小时之后，要有意识地去活动脖子。车辆等红灯时，头部向左、向右旋转各十余次，长期坚持，都能很好地起到预防颈椎病的作用。

◆内急症：小心“内急”憋出病

说到“急”，如果感觉还不明显的话，那么，说到忙恐怕每个人都有那么点感觉。忙和急如出一辙。现代人就像上满发条的机器，无时无刻不在赶时间、提效率。且不说吃饭，就是体内出现了“三急”之需，很多人也是暗暗为自己确定一个目标，即等手头这点工作完成了再说。结果原以为多坚持十分钟就了事的事，延误了一个小时还没有完成，面对有选择余地的工作尚且如此，对于没有选择的开车族而言，“忍了又忍”就更成为了常事。如果套用一句话来说的话，忍一时风平浪静，一次两次就过去了。但如果经常开车，忍成为了经常的事情，经常都要用意志力关闭身体的阀门，憋住那些本该顺畅排出体

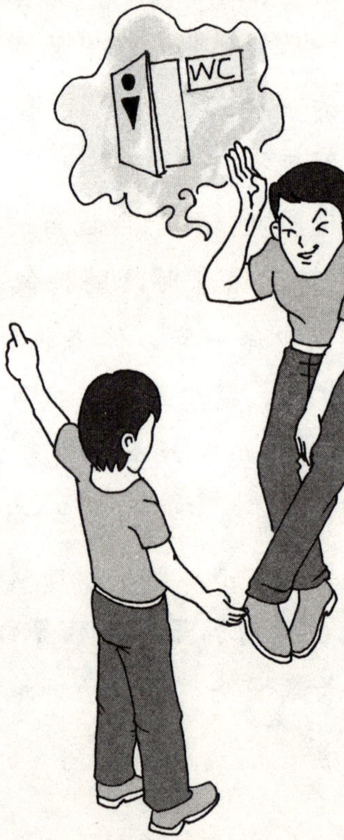

外的东西，那身体就该出问题了。因为人体的呼吸、消化、排泄等器官就好比一条条人体健康的通道，如果这些通道口的排泄物积蓄到一定程度，而又没有得到及时合理的排出，长期下

来，将会对身体造成种种不良影响。

说到憋，开车族心里都明白，一个首当其冲的问题就是“憋便”。自然这里有大便和小便之说，先说人体产生的废物之一——小便。首先从量上来看，尿液在体内不断增加，会让膀胱不断膨胀，如果尿液潴留过多，超过膀胱的储量，便会向输尿管回流，当膀胱的存储空间达到一定极限时，便会被憋爆，造成严重后果；从时间上来看，尿液作为人体产生的一种废液，它含有多种毒素，这些毒素如长时间存留体内，可能会导致尿毒症，膀胱的括约肌也会因此变得松弛。

再说说大便，大便是人体内的废弃物，其中含有大量细菌和毒素，自然也不能长时间留于体内。否则水分就会被肠道反复吸收，导致大便干结难排。大便中的毒素在体内积累时间过长，有害物质被肠道吸收，就会出现精神萎靡不振、头晕乏力、食欲减退等症状。此外，长期如此，肠道中的菌群环境可能会被破坏，从而导致便秘、肛裂、痔疮等一系列肛肠疾病，严重者甚至会引发肠道癌症。

此外，开车族长期、经常性憋尿会使膀胱的肌肉长期超负荷工作，造成膀胱的肌肉功能减退，引起功能性排尿障碍。对于女性开车族来说，久坐、长期憋尿、饮水少等则是尿路感染的重要诱因。如果招惹此病，患者往往出现尿频、尿急、尿痛、发热、寒战等症状。

开车族该如何应对憋便的情况呢？水该补还得补，首先就是在驾车出行前，对自我身体做一个“便尿”等的清理，如果是时间较长的自驾游，最好是在这之前就确定好路线，尽管不一定能在路线上找到厕所，但如餐厅配备有相同功能的地方也要认真做一个确定。其次，喝水可以用水果等替代，这样既能维持身体体能需要，还能兼顾口渴和憋尿的发生。

从便秘的角度来看，除了之前对身体的“打扫”，更多的是在提前几天就要让自己的饮食具有科学性和生活具有规律性的特点，这样对身体内循环的运行可以做到心中有数。饮食选择上，多食长纤维蔬菜，如芹菜、菠菜、大白菜、韭菜等蔬菜。考虑到大小便二者兼顾，还可以多吃香蕉、核桃、花生、芝麻等。

第六章

电脑族：冲浪，请扼守“安全第一”

信息时代，电脑已成为上班族每天都要面对的办公用品，但电脑在带给我们方便、快捷的同时，也给我们的健康悄悄地埋下了隐患。有统计表明，电脑族的腰椎每天前屈次数高达 3000～5000 次，但后伸的动作却很少，长此以往，很容易造成椎间盘应力不平衡，腰椎后方韧带过度牵伸，从而引起腰痛。那么，你是否每天至少 8 小时与电脑为伍？你的肩胛间区、肩部和上臂部是否有间歇性麻木感，是否有视力减退、出汗、眩晕、眼睛疲劳、腰酸背痛、颈部肌肉劳损、手腕红肿疼痛等症状？如果答案肯定，那么你已经得了“电脑病”。

第一节

问题皮肤：电脑成最贴身的“采花大盗”

研究表明，电脑产生的辐射不仅会导致皮肤干燥缺水，加速老化，严重的甚至会导致皮肤癌。因此，如果你是电脑族，在累了一天之后，你还是在水龙头下，捧起水来往脸上一浇就了事，那你对自己太亏欠了。记住，亏欠的不仅是面子，即皮肤的美丽，还有里子，即身体的健康。

◆计算机皮肤症：电脑“换肤”悄无声

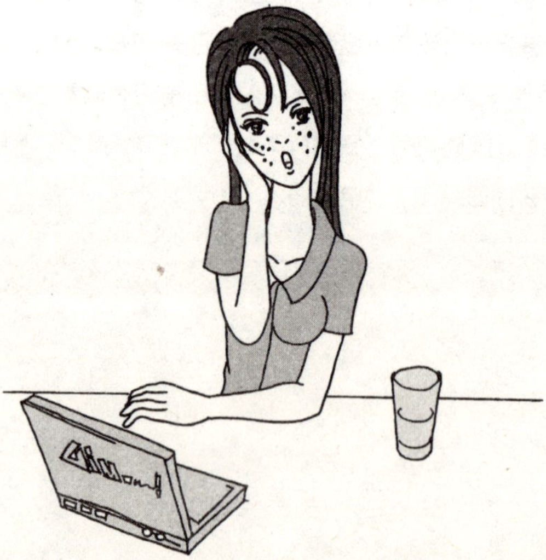

王琳琳是某大型国有钢厂的财务总监，其实她还“身兼数

名”，叫校花、厂花，甚至还有许多追慕者发现她爱好梅花，将其称作是“钢厂一枝梅”。上班的时候，一身得体的衣着，纤纤玉手提着一个笔记本，典雅、端庄而又目不斜视的她走到哪里都是一道亮丽的风景。由于工作关系和个人爱好的原因，小琳基本上一天有近10个小时是面对电脑的。渐渐地，她也把心爱的笔记本当作她工作的“最佳搭档”。然而，一年过后，她突然打来电话询问，说她在照镜子的时候，突然发现前额出现一大片淡褐色的斑，弄得她哪里也不想去了，甚是郁闷，非一般的郁闷。

其实，像小琳这样的电脑人不在少数，现在办公自动化，电脑成为了一种必须。去城铁或者车站，无论是上班的高峰还是下班的时候，你都能看到不同性别不同年龄层次的人，手中提着笔记本，俨然和笔记本是两口子。一早冲进办公室要做的头件事就是打开电脑，一天工作从此开始，回家后不少女孩仍专注于电脑。久而久之，本来光滑漂亮的肌肤被折磨得花容失色。

需要提请大家注意的是，很多人还认为花容渐消是因睡眠不好，熬夜熬的。其实，这很容易让真正的“凶手”逍遥法外，尽管你不愿意承认，但的确如此。真正的“凶手”就是你的“另一半”——电脑，是电脑偷走了你的美丽。

电脑时代，我们为工作和生活的高效、便捷而高兴。然而，在人们还没有充分的防范意识时，电脑已经悄悄地伤害了我们的皮肤：皮肤干枯、毛孔变粗、小痘痘外冒、眼睛干涩、黑眼圈形成并不断加重；这种病态皮肤，人们冠之一个新名称：“计算机皮肤”。

说清楚，到底是怎么回事儿？这里分三个方面予以说明。

其一，静电、粉尘的联合进攻。尽管是二者的联合，静电是主谋，而静电又是电脑产生的，所以，账要记到电脑上。也就是说，电脑在开机状态下产生了静电，静电会使荧光屏起到“吸尘器”的作用，使屏幕的表面吸附许多空气中的粉尘和污物。由于使用者与电脑近在咫尺，大量的灰尘会被散落在皮肤上，毛孔因此而被堵塞，其排泄功能自然就会受到影响。这样一堵，油排不出来，局部皮肤变得干燥，就开始吸附肌肤表层的水分，使表皮脱水。长此以往，面部皮肤越来越干，油脂分布又不均匀，有油的地方越来越多，进而引发炎症，长痘痘。

其二，电脑自身的辐射。跟灰尘的结合，只是电脑伤害人体皮肤的一种方式，电脑自身也构成了对人体皮肤的伤害。比如，长时间面对电脑，电脑产生的辐射还会伤害人的皮肤和眼睛，导致眼睛干涩，黑眼圈生成并逐渐加重，皮肤发干，易衰老，容易长斑点与皱纹，皮肤内的色素增多，易长雀斑，并有可能引发面部皮肤对化妆品和光的敏感；在皮肤上可看到红色的小疹子或红斑，有时会感觉瘙痒。

此外，电磁辐射对人的内分泌功能也有影响，使人皮肤毛孔粗大，多脂，易生疮，显得萎黄、晦暗、弹性差。

其三，电脑影响饮食生活。由于对电脑的迷恋，在电脑里奋斗感受现代化办公的便捷和效率，在电脑里冲浪尽享网络世界的精彩，在电脑里聊天缠绵不舍离分，在电脑里游戏享受我的地盘我做主……很多人的生活变得没有规律，吃饭喝水一切从简，得过且过，快餐、方便面、甜饮料成为了很多人的首选。加之饮食所致的便秘，使得体内毒素增加，进而使皮肤暗斑丛生。

电脑肯定还得用，只得等待生产商有所提升。那么，不得已用电脑的情况下又该如何让我们的皮肤美丽依旧呢？该如何让我们的健康永驻呢？下面就有针对性地为你支几招。

第一招：用电脑后及时卸妆

首先，用完电脑后，尽可能要卸掉彩妆。如果你喜欢用粉底，则要采取深层卸妆产品，然后轻柔地按摩脸颊，去除残妆。唇部和眼部千万不要捧点水一浇就了事，建议你使用专门的卸妆液。对于皮肤毛孔中的污垢，为了能更好更彻底地清洁，建议你最好选用适合自己肤质的洁面乳，以使皮肤重新获得新鲜的呼吸。

接下来，你需要用冷水轻轻拍打面部，以促进血液循环，加速新陈代谢，使皮肤更具活力。随后可用化妆棉蘸上保湿水或爽肤水敷在脸上，闭目养神，回想一下快乐而有趣的事情。5分钟后再睁开眼睛，你会觉得整个人精神了很多。最后再涂上滋润的营养露，当然，也要记得给眼部拍上精华眼霜。

第二招：电脑族需要常补水

电脑辐射会导致皮肤发干，所以，电脑一族，最好在桌上放好文件夹的同时，在抽屉里放一瓶水剂产品，如滋养液、柔（爽）肤水、精华素等，经常给脸补补水。在自己的护肤用品中添加一些水分高的护肤霜和抗皱霜。你还可以选用比例为1∶5的甘油和白醋涂搽皮肤，既能让肌肤变滑嫩，又能省钱。当然，多喝水则是一个由里到外的补水之法，还能在补充肌肤水分的同时，促进新陈代谢。

第三招：清洁屏幕隔离皮肤

上面已经说了，皮肤出问题，最为重要的一个方面就是电脑静电的吸附作用，该怎么办呢？每天开机前，用干净的细绒布把荧光屏擦一遍，减少上面的灰尘。从人体的角度来讲，就是将皮肤和灰尘隔离起来。具体说，就是使用美白保湿隔离霜、防护乳等隔离霜让肌肤与灰尘隔离。另外，用点具有透气功能的粉底（不要用油性粉底），也能在肌肤与外界灰尘间筑起一道屏障。

此外，为了防止灰尘被吸附在你的脸上，一般在使用电脑约3个小时之后洗脸、洗手，按肤质的不同选用不同系列的洁面乳清洗，以便让皮肤能够自由呼吸。如果条件许可，下班后要及时洗澡。

第四招：吃吃喝喝也养肤

先说喝，最好少喝那些甜饮料，甜蜜中往往有很多健康的陷阱。这里建议你可以经常喝点绿茶，因为绿茶中的茶多酚具有很强的抗氧化作用。为了防止体内的毒素蓄积，建议你喝点不经煮炒的鲜果汁和生菜汁，这些汁液有“清洁剂”之称，能清除体内堆积的毒素和废物。最为关键的是它们制作起来很方便，一学就会。

比如用苹果加少许砂糖可做成苹果汁，如果在饮用时加入几滴白兰地，风味更佳，能使人精神振作，面色红润；用鲜橘、苹果、胡萝卜以1∶2∶1.5的比例，加适量蜂蜜做成的橘子汁，对皮肤有很好的保养作用；用等量胡萝卜和苹果搅碎，加入适量蜂蜜做成的胡萝卜汁，能促进肝、肾的活力。此外，用等量的黄瓜、胡萝卜、柚子或橘类、苹果，加适量蜂蜜做成的黄瓜汁；用不去皮的西红柿与等量的苹果加适量蜂蜜做成的西红柿汁对于皮肤的护理都大有裨益。就吃而言，平时应多吃些新鲜果蔬、肉类、鱼类、奶制品等。下面介绍两个电脑族的饮食方。

方一：清热祛湿白果水

因为白果具有补肺润肺的作用，所以，电脑族可常吃白果。可以将白果、薏米、腐竹煮成腐竹白果薏米糖水，一周吃一两次。白果和薏米同时也有清热去湿的功效，天气燥热时，吃些白果薏米糖水，也能清除燥热，使身体舒畅。

方二：木耳红枣嫩肤汤

红枣的营养十分丰富，维生素含量高出苹果20倍。白木耳含有骨胶原，则能使皮肤的弹性增强，皮下组织丰满，使皮肤变得细嫩光滑。用他们配茯苓、淮山、红枣，煮熟后再加些许冰糖，可以当茶饮或是甜品。

针对痘痘，建议电脑族最好采取内外兼攻的方法。内在的除了加强饮水量，保持每日晨便，多以粗纤维为主，再就是多吃蔬菜和水果，少吃甜食、肉类和油腻等食物。外在方面，使用清爽无油脂的、弱酸性的基础护理，以配合内调。相信，有80%的内在调养加上20%的外在保养，再有天天好心情配应，改善皮肤指日可待。

◆去黑美白，远离辐射换新颜

自认为还是青春丽人的时候，有人却在问路时叫你一声阿姨，“我有这么老吗？”在慌忙中给人指完路之后，悄悄掏出镜子仔细打量，心里开始犯嘀咕：哦。我怎么变得这么黑了？不仅皮肤干燥脱皮，脸色也这么晦暗无光，还有黑眼圈，天哪！才二十几岁的女人竟是这种“老样子”。自然对于这种情况的关注，女生要想得多些，并非说男人就不存在这样的情况，只不过他们粗枝大叶习惯了，再就是，社会不容许男人太过娇惯自己。

都这样子了，还有的救吗？可以肯定回答你的是，当然还有救！那么，电脑族该如何美白呢？这里为你推荐两大方略：

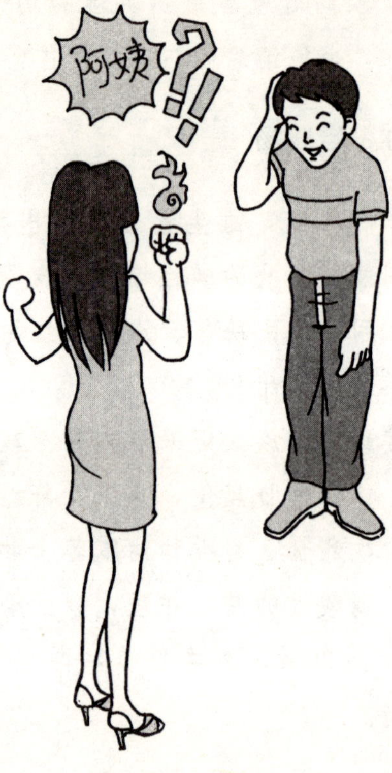

美白方略一：芦荟洗面

芦荟，从性味与归经来看，苦、寒，归肝、胃、大肠经，可清肝热，通便。集中草药之大成的《中华本草》将芦荟的保健功能概括为：润肠通便、调节人体免疫力、抗肿瘤、保护肝脏、抗胃损伤、抗菌、修复组织损伤、保护皮肤。芦荟美白护肤，从很多化妆品的说明书上，我们就能看出来，芦荟多糖和维生素对人体的皮肤有很好的营养、滋润、增白作用。尤其对消除粉刺有很好的效果。因此，芦荟美容霜、芦荟护肤霜、芦荟染发膏等芦荟化妆品占了欧洲化妆品市场的80%。

所以，作为电脑一族，我们完全可以利用上班时间美白：在桌上放一小盆芦荟，午间休息时在洗手间用芦荟汁洗面会有收敛皮肤的功效。上班时间每3个小时用清水洗脸，使用清爽型的隔离霜，务必使用天然植物成分的精华美白乳液。

美白方略二：厨房“膜”法

买化妆品跟买日用品一样，适合你的才是最好的，所以，别贪贵，别一眼的贪名牌。除此之外，你还可以在吃上下功夫，以便由内而外进行调理。针对电脑一族的去黑美白，还得从辐射这个祸根出发；而要抗辐射，就应注意摄入微量元素硒和补充维生素。微量元素硒具有抗氧化作用，含硒丰富的食物首推芝麻、麦芽，其次是酵母、蛋类，海产类有大红虾、龙虾、金枪鱼等，再次是动物的肝、肾等。大蒜、蘑菇含硒量也相当多，可以酌情适量摄取。

第二节

中关村综合征：高智商成业，低健商成疾

说起来有点新鲜，怎么会有中关村综合征，自然，并不是说这里有什么水污染，有什么疫病引发了疾患，也不是说电脑本身存在什么致命的技术漏洞，会引发如核裂变一样的健康问题，那是为什么？这里指的是电脑在介入人的生活的同时，由于生活习惯的改变等给人体健康造成的潜在的威胁。这些疾患的累积和潜在健康威胁的综合，就构成了这里所称的“中关村综合征”。鼠标手、坐劳成疾等就是这一综合征的典型表现。

◆鼠标手：掌握财富更要掌握健康

中关村这个被称为是“中国硅谷”的地方，从地理位置上是指由中国科学院和毗邻的北京大学、清华大学环抱而成的一个地区。自1980年这里办起第一家IT公司以后，中关村变成了我国高科技行业，特别是IT行业的代名词。从这个地区的内在性质来看，科技、教育、文化与高新技术产业相互渗透，基础研究、应用研究、高新技术研究相互衔接，国际范畴的学术交流、商务往来以及经济合作日趋频繁。中关村具有发展知识经济的明显优势和巨大潜力。

所以，对于该地区很多人都有一个明确的共识：这里除了靠卖电脑赚钱的人之外，就是利用电脑、动动鼠标、敲敲键盘

就赚钱的人。也因此中关村成为了很多追梦之人向往的地方，成为了有志青年实现梦想的舞台。客观地讲，中关村拥有一大批敲敲键盘、动动鼠标就建立自己财富大厦的人士，但这只是一个方面。从某种程度上说，这些人士依然没有脱离“先拿健康换钱，再拿钱买健康”的游戏，鼠标手就是其中之一。

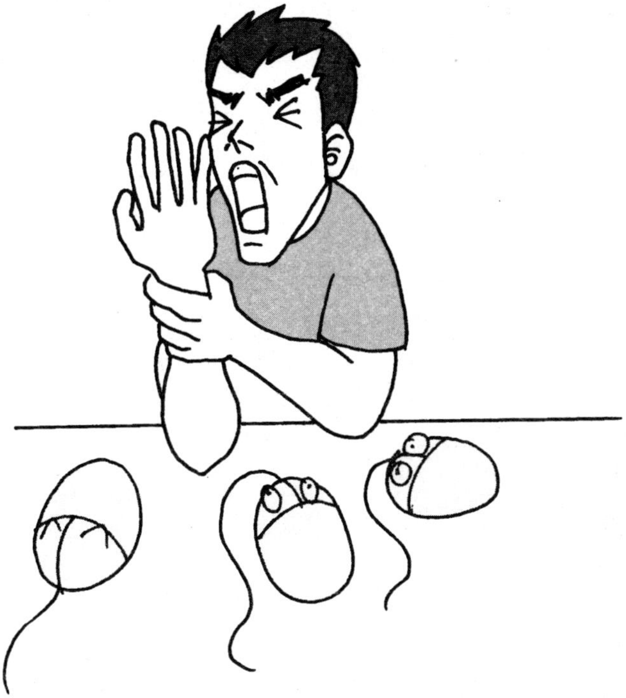

何谓“鼠标手”？通俗地讲，就是“腕管综合征”，是指人体的正中神经以及进入手部的血管，在腕管处受到压迫所产生的症状，主要会导致食指和中指僵硬疼痛、麻木与拇指肌肉无力感。鼠标“趴”在桌面，左右按键与桌面平行，操作这种鼠标，手腕背伸一定角度，掌侧与桌面接触积压，使腕管处压力增大，随着每天使用电脑时间的加长，电脑族多数每天重复着在键盘上打字和移动鼠标的动作，手腕关节因长期反复的挤压摩擦，使通过的神经和血管受损伤，导致腕部肌肉或关节麻痹、肿胀、疼痛、痉挛，产生相应的症状。不单单是腕部，由于使用时肩部有一定外展角度，前臂旋转扭曲，长时间的操作会导致肩颈和手臂的疲劳不适。这种不同于传统手部损伤的症状群称为“鼠标手”。

来自手外科专家的研究表明，鼠标比键盘更容易造成手的伤害。因此，告诫电脑族人士，如果使用鼠标时，总是反复集中地活动一两个手指，就很可能会拉伤手腕的韧带。目前，由于电脑的广泛应用，这一现象已经非常普遍地存在着。就职业而言，涉及到了自由职业者、教师、编辑、记者、作家和设计师等，他们都和频繁使用电脑有关。据来自新加坡的调查，女性是腕管综合征的最大受害者，其发病几率比男性高3倍，其中以30～60岁者居多，这是因为女性手腕管通常比男性小，腕部正中神经容易受到压迫。

如何预防“鼠标手”？这里为你提供三套方案：

方案一：距离产生健康

研究发现，鼠标的位置越高，对手腕的损伤越大；鼠标的距离距身体越远，对肩的损伤越大。从这里，我们也可以看出，凡事过犹不及，前面说到人体离电脑越远受到的伤害就会越小，但如果你离电脑太远，辐射是小了，但你手部甚至肩部拉伤的可能性却大了。所以，这里还有一个综合衡定的技巧在里面。如何放置好呢？鼠标应该放在一个稍低位置，这个稍低该如何来把握呢？在保持正确坐姿的前提下，上臂与地面垂直时肘部的高度即为鼠标放置的合适高度。键盘的位置则应该参照鼠标的位置进行同水平放置。

医学研究发现，上臂和前身夹角保持45度以下的时候，身体和鼠标的距离比较合适，如太远了，前臂将带着上臂和肩一同前倾，会造成关节、肌肉的持续紧张。所以，鼠标和身体的距离不适也会导致颈肩腕综合征。如果电脑桌的位置很难调节，那么建议你可以换成专门的电脑椅，升高转椅，桌面就会相对降低，身体和桌面之间的距离也就缩短了。以此可以大大降低“鼠标手”的发病几率。

使用鼠标时，手臂不要因为图快而悬空，这样可以相对减轻一些手腕的压力，移动鼠标时不要用腕力而尽量靠臂力做，减少手腕受力。不要过于用力敲打键盘及鼠标的按键，用力轻松适中为好。另外，鼠标最好选用弧度大、接触面宽的，有助于力的分散。

方案二：用笔写字练握力

常常听一些办公族抱怨自己：“你看我这笨样，离开电脑就不会写字了！”而较为普遍的是，很多人提笔就忘字，事后知道，就那么一个简单的字，却怎么想也想不起来。手指在键盘上飞舞的同时，不动笔成为了很多人的通病，这就是很多人所说的“电脑失写征”。

电脑失写征是由于过多在电脑上打字而缺少笔迹书写感和印痕感，对大脑的语言中枢难以产生刺激作用，从而造成失写的现象。尽管是暂时性障碍，但并非仅仅是字到用时忘记了这么点事，更为重要的是，长时间使用电脑，手的经络等没能得到很好的锻炼，导致大拇指使不上劲，食指和中指红肿、麻木、僵硬，手腕儿疼痛的“鼠标手”。因此，常用电脑的办公一族，除了选择合适的电脑桌椅、注意坐姿外，还要养成定期阅读和手写的习惯。多阅读文章，能够强化对汉字形状的记忆，多动手写不仅使人的心理和生理功能得到训练，而且对神经系统的稳定功能也起着不容忽视的作用。

方案三：运动疗治

一位手外科专家说，一个经常使用电脑的吉他手是不会患“鼠标手”的。其实，这里是在说运动对于“鼠标手”疗治的功效。具体方法列举如下，供你有针对性地选用。

比如，为了促进手部的血液循环，你可以用一只手的食指和拇指揉捏另一手手指，从大拇指开始，每指各做10秒钟，平稳呼吸；为了使手部骨节得到锻炼，舒缓手部的僵硬状态，你可以做个深呼吸，然后用力握拳，用力吐气，同时急速依次伸开小指、无名指、中指、食指。左右手各做10次；为了增强手腕力量，防止腕关节骨刺增生，你可以手握带有负重的水瓶，首先手掌向上握水瓶，做从自然下垂到向上抬起动作，然后是手掌向下握水瓶，做从下到上的运动，各25次；为了增强手腕力量，锻炼肢体协调能力，你还可以双手握住水果等，上下翻动手腕各20次；左手臂向右拉伸时，颈部向左拉伸，注意手臂不要过高，和胸部要有一定距离，不要有压迫感。每次保持30～45秒，换右手臂再做。

◆坐劳病：冲出“坐以待病”的重围

通常情况下，人们都会认为站着很累，这一点，你赶一两次大城市的公交，大体就明白是怎么回事儿了。很多地方，大家一哄而上，有的人还会为争抢座位而大打出手。实际上，现在的人不是站得太多，而是坐得太久了。中医认为，久坐伤肉，也就是说，一个人如果长时间久坐、不活动，周身气血运行会缓慢，那么，这个人的肌肉就会松弛无力。事实上，“动则不衰”说的也就是这个道理。

久坐也能坐出病来，久坐甚至还能要人命？这听起来有点耸人听闻的意思，但事实就是如此。一项来自世界卫生组织的报告指出，每年有200多万人因久坐少动而死亡。就现在的办

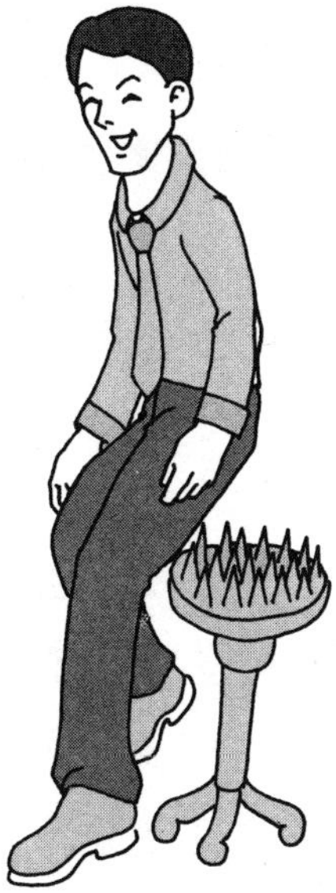

公一族来看，坐的时间过长。有人进行过观察，办公室人员每天上班坐的时间平均为5小时以上，连续坐的时间平均为2小时以上；电脑族仅仅上班一天坐的时间就达到了8小时，回家看看电视，为自己充电看看书，总的算来，一天内坐的时间基本都超过了10个小时。如果你还是开车一族，情况就变得更加严重。自然，坐的时间越长，身体出问题的可能性也就越大，出问题的严重程度也就越高。

这里，简单说说你的身体是如何被“坐”垮了的，久坐到底都有什么样的危害。

危害一：工作癌

听起来有点新鲜，这是一个什么样的新癌症？所谓的“工

作癌”，是因为长期在电脑桌前久坐的人肠道蠕动减弱减慢，粪便中的有害成分包括致癌物在结肠内滞留并刺激肠黏膜，再加上久坐者腹腔、盆腔、腰骶部血液循环不畅，而导致肠道免疫屏障功能下降，这些都增加了结肠癌的发病危险。一项国内的研究也证实，久坐电脑桌前的人患结肠癌的风险明显高于经常运动的人和体力劳动者，因此而坐出来的结肠癌就称之为“工作癌”。

危害二：前列腺炎

据不完全统计显示，目前看前列腺炎病的患者中，有相当比例的人是电脑族人员，问题不出在电脑上，而是利用电脑工作和生活使用的时候，“久坐”出了问题。这是因为，人在久坐时，人体上半身的重量全压在下半身了，位于会阴部的前列腺深受“重压”之害，容易导致前列腺血液循环不好，代谢产物堆积，使得前列腺腺管阻塞，腺液排泄不畅，造成前列腺慢性充血，进而引发前列腺炎。

危害三：不孕症

在第七届全国中西医结合妇产科学术会议上，复旦大学博士生导师、妇产科专家俞瑾教授指出，经常在办公室工作的女性久坐不动会导致“卵巢缺氧”，这是现代女性不孕症增多的一大原因。为此，整天面对电脑，甚至在家中还要打开本本冲冲浪、写写博客的女性朋友就该警惕了。因为久坐会使受上半身重压之害的下腹腔包括盆腔的血液循环不畅，造成卵巢供血不足而缺氧，从而影响生育。

危害四：心脏病

坐出心脏病？听起来有的人恐怕都要跳起来了，好像这话说得越来越离谱。但这一客观情况的存在却千真万确。有资料显示，久坐少动者患冠心病的风险要比经常运动的人或体力劳动者高4倍。也有资料表明，35岁以上的久坐少动者比经常运动者脑梗塞发病率高出136%，脑出血发病率高出220%。久坐坐出了心脏病，就是因为久坐少动者，血液循环减缓，血液黏稠度增高，心肌收缩乏力，久而久之，动脉硬化、冠心病、脑卒中等都会伴随而来。曾经有一个30多岁的软件工程师，可谓是人生正当年，但不曾想，却被检查坐出了心脏病。

此外，久坐少动还会造成颈椎病，消化功能减退，让您食欲不振、腹胀和便秘。久坐少动可使您免疫力下降，肌肉萎缩、力量减弱，骨质疏松、高血脂、高血压、肥胖，久坐少动还会导致大脑供血不足、精神疲倦、记忆差，长期久坐少动甚至可能让生命提前抵达终点，真可谓是危害多多。

面对这些对健康虎视眈眈的病患，如何才能冲出重围，开辟一条健康之路呢？下面提几个方法供大家参考。

第一，头脑风暴法

思路决定出路，不仅是对成功，对健康也一样。那么，给自己来场头脑风暴，改变观念！具体地说，就是在您的头脑中首先要确立“久坐少动不是善待自己而是害了自己”的观点，所以，公交车上能不坐就别坐了，靠窗做做深呼吸，提提肛。你不坐，别人便有了坐的机会，说不定还能收获一声“谦让之德”，算是善事从小事做起，如果将健康的收获看成对身体有利的行为，那么，也可以算是“名利双收”。

第二，抖腿锻炼法

没事抖抖腿，自然，这里的抖腿是一种有意识的锻炼，所以那些说“男抖穷”的人，实际是没有多少科学道理的，毕竟，健康才是最大的财富。从这个角度说，抖腿实际上是对健康的捍卫。当然，抖腿并非是说坐在那里的时候有事没事地晃悠，给人一种心神不定的感觉。特别提醒：每坐1小时，您就应该起身活动一下，迈开腿走动走动，以防深静脉血栓。

第三，梳理经络法

坐的时间长了，脊柱会受到压迫，所以，伸展脊柱，疏理人体三焦之气就显得非常的重要，具体方法：并脚直立，两手腹前十指交叉，沿身体向上，掌翻转，举至头顶上撑，抬头看手背，并配合吸气；再两手分开，沿身体两侧下落至体侧，并配合呼气，重复10次。

如果上下肢能配合脊柱的伸屈蠕动，还可以通过锻炼起到疏通人体经络的作用。具体方法是：分脚与肩同宽，两膝伸直，两手向上划弧前伸，身体前俯至水平，塌腰抬头看前方，稍停片刻；两手下落，屈膝弓背，两手经体侧缓缓向上划弧前伸，两膝伸直。重复10次。

第四，按摩倒立法

现在的人工作压力大，在办公桌前坐的时间就够长了，回家还得不停地为自己充充电，有的还上网玩游戏，更是久坐不动。这就要求久坐者从生活的习惯上改变这一现状，做到“坐”与“动”要结合，最好每天进行半个小时以上的科学运动。对女性而言，久坐会使美丽渐渐退却。比如因为长期伏案工作、“屈身”于电脑前，对于保持乳房的“坚挺”是非常不利的，甚至造成乳房胀痛、刺痛等。有研究认为，如果乳房受硬硬的桌沿挤压近一个半小时，就能够干扰乳腺内部的正常代谢，时间长了自然会造成不良后果。

倒立是保健方法的一种，可以帮女性的乳房对抗地球引力以及年龄增长导致的下垂。不过，倒立这种高难度的乳房保健方法可不是所有女性都能做到的，所以在日常生活中注意一些细节，时刻与乳房松弛、下垂作斗争是很必要的。

另一方面就是按摩，这是人人都能做的事情，方法是先后按顺时针、逆时针方向在乳房周围旋转按摩，直到乳房皮肤微红微热为止，最后提拉乳头数次。如果要在吃上做文章，可考虑多吃豆类、蛋类、牛奶等富含蛋白质的食物，特别要补充锌。

此外，还可以做一下最简单的座椅健身操，先按顺时针和逆时针方向各转头部 5 次，然后将头部和肩部尽量地伸展。这样几次之后，再交替地拉扯双臂，上下左右各几次，然后上身向后仰，再弯腰尽量摸地面，最后用指尖轻击头部。

第三节

情志病：“心病”还得心药医

互联网是个好东西，从一定意义上真正实现了地球村的概念。如果你有烦恼，你可以找个同病相怜的人进行彻底的倾诉；如果你有委屈，你也可以找一个富有“爱心”的人获得心灵的慰藉；你想寻找知音，可以缩小包围圈，对你想要找的人限定国籍、地域、年龄、性别进行准确的查找；你想得到超凡的生活，可以在游戏的世界获得自我的主宰，享受“我的地盘我做主”的王者风范……然而过犹不及，得失之间，或许你丢掉的是人生第一财富——健康。

◆互联网成瘾综合征：开给小富翁的网瘾“处方”

再苦不能苦孩子！这是古今中外的家长共同的心声。而如今，精明的商家更知道两类人的钱最好赚：其一是女人的钱，再者就是孩子的钱。给孩子花钱家长都很慷慨，为了孩子不像自己小时候一样过穷日子，直接给孩子钱也成为众多家长一个普遍的行为。简单算算，一年中，孩子就有生日、六一或者青年节，有春游、夏游、秋游和冬游；孩子大点，寄宿在学校，难免还要给学杂费、生活费；逢年过节很多人少则一百两百，动则上千上万，而且父母给了，爷爷奶奶给，七大姑八大姨地一圈下来，很多孩子就步入了“小富翁”的行列。然而，这些爱在一部分孩子那里却变成了“上网费”，网瘾也就有了成长的“土壤”。上周，一位焦虑的母亲来电求助，说她上中学的儿子每天十几个小时打网络游戏，而孩子的同班男生中与之“志同道合”者竟然有十几名之多。束手无策的母亲痛心地发出呼吁：救救我的孩子！

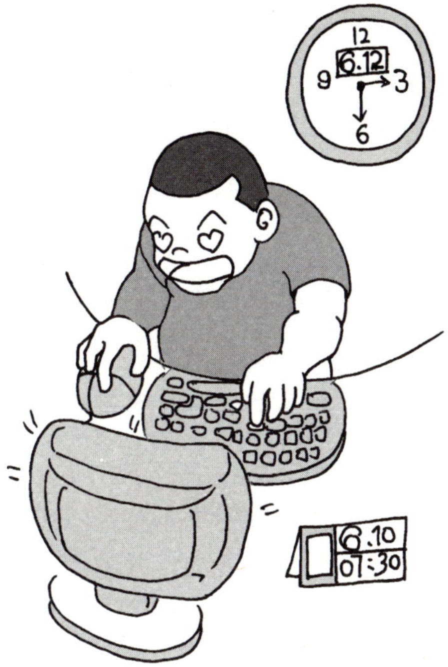

网瘾缘何如此厉害，这里对网瘾做一个较为全面的说明。

什么是“网瘾”？严格说，“网瘾”是互联网成瘾综合征的简称。大体可以分为网络交际瘾、网络色情瘾、网络游戏瘾、网络信息瘾和网络赌博瘾等类型。研究显示，随上网时间的加长，上网者对上网的耐受性和依赖性会显著增强。而且，不仅不会因为时间长而厌倦，反而会通过增加上网时间来寻求解脱或排除机体不适感，甚至对网络形成了一种眷恋。即使从事别的活动，心中想的也是上网，所以，因为上网耽误学习的事情很普遍，因为上网耽误工作的事情也在办公室里天天上演。

据墨尔本大学的研究显示，在接受调查的300名员工中，有70%的人声称自己在班上会出于休闲目的上网。人们上网最常做的是浏览产品信息、阅读新闻、玩网络游戏和观看视频。如果上网成瘾，那么生产力就会更低。

从网瘾患者的表现来看，一般表现为对现实生活冷漠，而对虚拟的网络游戏、情爱、信息等沉溺、痴迷，以此来获得心理满足。最初上网可能只是被看成一种打发时间的玩玩，但随着上网次数的增加，这一情况愈演愈烈，渐渐地，人们从治疗和临床防治的角度将其提高到了“精神病”这一层次来认识，并正式将其作为一种疾病纳入到诊断体系当中去。

提到学生有网瘾，自然最着急的是学生家长。当然，上班的电脑族由于与电脑天天接触，本身有那么点“不舒服”和厌倦之感，随着健康意识的加强，也开始关注网瘾的发生。这里要提醒的是，不管是作为学生的家长还是上班的电脑族们，你们大可不必谈网色变。那么，出现怎样的情况可以判定自己染上了网瘾呢？这里从细节出发，提供五个可供参照的“硬件”：手段、内容、时间、行为、身体。

手段上，即使借钱上网或盗用别人账号也要上网；内容上，电脑里常出现暴力、色情、赌博等图片，每看到一个新网址就会心跳加快或心率不齐；时间上，每天上网超过8小时以上，而且常有通宵达旦的情况；行为上，废寝忘食、不与人交往，对人冷漠、暴躁、关机后急躁不安，经常在网上与陌生人聊天、通电话、约会等，有说谎隐瞒上网的情况及程度等行为；身体上，不仅会有视力下降、生物钟紊乱、神经衰弱等生理特征，还会因担心电子邮件是否送达而睡不着觉，更有甚者表现为上网时身体会颤抖，手指头经常出现不由自主敲打键盘的动作，再发展下去则会导致舌头与两颊僵硬甚至失去自制力，出现幻觉。上网时表现得神思敏捷，口若悬河，并感到格外开心，一旦离开网络便语言迟钝，情绪低落，怅然若失。

事实上，来自医学研究证实，网瘾之所以能成瘾，除了网络的原因之外，从生理上来看，人体内有一个“奖励系统”，这个系统的物质基础叫“脑啡肽”，又被称为“脑内吗啡”，是一种神经递质，在短时间内令人高度兴奋。毒品就是通过这个系统提高人体“脑啡肽”的分泌，破坏人体平衡系统的。网络也是通过消耗“脑啡肽”扰乱平衡系统，造成网迷不断寻找提高体内“脑啡肽”的成分，以致成瘾而形成迷恋网络的现象。所以，有人将网瘾和毒瘾相提并论。

首先要给学生家长朋友说的是，别认为这些“小富翁”们患上网瘾就都是孩子的过错，可能很多家长就应反省了：是的，当初就不该给他那么多钱，没有钱，自然就不会上网了。而且，很多家长或许也是这样做的，近乎苛刻地扣发孩子的生活费，其实，这也是一种很危险的行为，因此而造成孩子离家出走，甚至是偷抢的情形大有人在。那么，家长到底该反省点什么呢？一句话，孩子上网是“事出有因”。这一点，从患上网瘾孩子的具体情况来分析，就能较为清晰地展现出他们的网瘾是怎么被师长们一步步“逼”出来的。

第一类：家庭暴力型

家庭暴力，是从孩子上网成瘾的动机和成因上说的，而非爱使用暴力的孩子多有网瘾。

随着离婚率、犯罪率升高等社会问题的增多，社会上的“问题家庭”也在增多，这些孩子通常在家里得不到温暖。但是在网络上，他们提出的任何一点儿小小的请求都会得到不少人的帮助。现实生活和虚拟社会在人文关怀方面的反差，很容易让“问题家庭”的孩子“躲”进网络。

当然，有的父亲或者母亲本身就是属于网瘾族的资深成员，自然，孩子耳濡目染也就成为了网瘾的“后来者”。那么，家长在“怪罪”孩子的时候，则应该首先考虑让自己走到现实中来，也算是以身作则。

第二类：性格封闭型

沟通融化壁垒，交流敞开心扉，没有谁的心灵能够做到一尘不染。所以，孩子如果性格比较孤僻的话，就要警惕孩子有可能成为网瘾一族，这是因为他们希望上网逃避现实。许多学生虽然成绩不错，可是性格内向、猜忌心强，而且小心眼，碰到问题时没能得到及时解决就沉迷于网络，学习和生活受到严重影响。

第三类：学习差型

孩子对未来世界的探索还远没有达到专一化的程度，所以，面对大千世界，他们的学习往往不会如老师和家长所期待的那样，定位到专一的知识层面。所以，几次考试下来，一旦学习失败，在师长的双重压力之下，孩子们就开始逃离。最为直接的就是网络游戏，因为那里有层级的划分，一级一级升高，所以，孩子很容易就会在那里找到“成就感”，很容易品尝到成功的滋味。因为每闯过一关，都可以得到“回报”：增加积分或者是从“官位”上得到晋升。这种成就感是他们在现实生活中很难体验到的。久而久之，网络就成为了他们考试成绩不理想的“避难所”。

第四类：学习好型

那么，是不是学习好的同学就没有网瘾呢？也不是。我们就常听说这样的事情：某人是以全班第一名的成绩考入重点班级的，因为跟网络结缘，结果全班六十多人，他就考到了五十名之后，这又是为什么呢？

学习好的上重点，换句话说，重点学校就是优中选优进去的。举例说，原来在乡镇里成绩数一数二的学生，可能考到县里的时候，就成了十几名，甚至是二三十名，无法再保持原有的名次和位置。这时，他们对“努力学习”的目的产生了怀疑。如果老师和家长在这个时候没有好好引导，继续下去，孩子就会在失去了“名次”、“位置”的基础上，失去了学习的兴趣，并对家长那“考重点——好大学——好工作——好钱途”的逻辑产生本能的排斥，于是，一些人开始迷恋网络。其实，造成这些孩子依赖网络的根本原因是其没有形成正确的学习观。

由此可见，网瘾的很大责任还在老师和家长的引导上和给孩子们营造一个什么样的成长氛围上。当然，也不能将这些一股脑儿地推给老师和家长朋友，那么，面对“救救我的孩子”的呼声，我们该如何开出拯救的处方呢？下面就从两个较为有代表性的案例中，进行分析、总结和提炼。

案　例 1：斗争怄气型

邻居家的老赵自己就是老师，但令他很气愤的是，他怎么管也管不了孩子上网的事情，本来想在暑假的时候对孩子进行“集中整治”，让他下定决心戒除网瘾，结果适得其反。老赵是怎么做的呢？据他讲，孩子一坐到电脑跟前，他就高度紧张，并密切监视，而且，不时地进行“指导”：这些网页可以看，那些网页不要看。越不让看的，孩子越是要看，老赵气不过，一气之下，断了电闸，还拔了网线。结果呢？孩子跑到网吧“继续战斗”。

对　策：

家长不要对孩子正常的上网活动横加阻挠，只要每天上网不超过2小时，就不能算是“网瘾”。对此，如果你觉得鼓励太过冒险，那么，你至少不该过于紧张，更不应该制止，因为网络上一些先进的资讯，大多对孩子还是有帮助的。家长在孩子的“脱瘾”过程中扮演着很重要的角色，必须打破原来一味地打骂埋怨或者放纵溺爱的传统做法。同时掌握一定的心理学治疗知识，根据孩子的心理特点，转移孩子的兴趣点。

再者，要掌握和孩子沟通的技巧。比如，你可以积极的请教孩子一些问题，让孩子通过网络找到答案，然后再以“老师”的身份，将问题的答案告诉给你。反之，如果用粗暴的教育方式不仅不能正确引导孩子，还会影响孩子的心理健康成长，特别是处于青春期的青少年，自我意识正在增强，无端的指责会造成孩子的逆反情绪，这时就真应了那句老话：哪里有压迫哪里就有反抗。

案　例2：忍无可忍型

女大十八变，最近，陈小可的妈妈对人予以她宝贝女儿的夸奖不是高兴而是紧张。究其原因得知，出落得楚楚动人的小可喜欢上QQ，尽管时间并不长，而且一周也就在周末聊天，但小可妈妈依然非常担心她在网上“遇到坏人”。所以，只要一听到QQ来信时候的滴滴声，小可妈妈就莫名地紧张，好像是在割她的心头肉，由此，她便不停地唠叨小可。最终，小可忍无可忍自己在外租房两个月。久而久之，小可和妈妈之间的话越来越少，上网的时间反倒越来越多。

对　策：

交流有多种方式。如今，网络已经成为现代社会不可或缺的交流工具，孩子上网聊天，只要是在正常的范围内，不影响学习和生活，都可以视作是一种正常的沟通。母亲作为孩子最亲的人之一，固然不会害她，但母亲毕竟是母亲，不能代表同年人，尤其是同龄异性和她互动，没有必要进行干涉，而且孩子在网络上正常交友，对于收集信息、宣泄情绪都是有帮助的。

所以，这个过程中，母亲即使要介入，也只能是以“显身说法”等形式，从旁进行引导和提醒，告诉他们如何交友，引导孩子健康地使用网络、利用网络聊天中有利的因素来充实自己的生活。特别提醒的是，这里的“引导”要小心变成“唠叨”，注意不要实时监控，最好采取定期针对新闻报道或者网络事件进行一些针对性的提醒。

◆网络狂躁症：欲罢不能的健康泥潭

狂躁症大家都略知一二，即使不能言传也能意会。那么，什么是网络狂躁症呢？其实，不用做专业解释，一个最为直接的表现就是，电脑出点什么问题，不管什么原因，就用手使劲拍或者用脚踢，结果电脑有时候真的能暂时性恢复使用。其实这在一定程度上，已经是属于“网络狂躁症”的范畴了。其更为深层次的表现则是指，上网者会出现不明原因的烦躁不安、焦虑或处于易怒状态，或者是表现为不自觉地重复上网动作，经常使用网络语言或谈论网络内容，有时则把精通网络当成炫耀的资本和新的平衡点，以弥补其他方面成绩平平造成的自卑感。

当然，还有就是在网络上"耍横"的人，属于最为典型的网络狂躁症。说话粗野，还算文明的就比如"操蛋"，一些城市比较有地方特色的就有"傻B"，更有甚者就是不堪入耳的骂街，还有的就是不尊重对方，说一些猥亵、下流之语。其实，

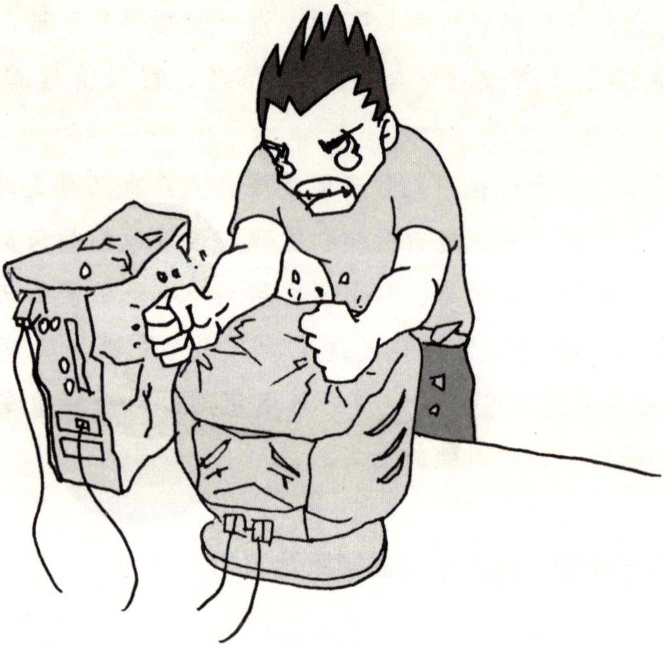

这样的情况具有相当的普遍性。英国一调查机构曾调查发现，在英国成年网民中，有近三分之二的人或多或少患有或经历过"网络狂躁症"。此次调查对象是英国15岁以上互联网用户，其中61%的人在上网时感到过恼怒，最常见的原因是网站登录因超时而中断或网页根本不存在。而且进一步的调查显示，"网络狂躁症"引起的反应中，有近75%的人会选择停止上网并喝上一杯水，有超过40%的网民承认会有咒骂电脑等行为，更有甚者会冲着父母或宠物大叫大嚷，甚至把电脑作为出气筒"殴打"。另外，男性网民患"网络狂躁症"的比例比女性稍

高，两者分别为62％和59％。

由此可见，哪里有网络哪里就有网络狂躁症，为什么如此广泛而又“深入人心”呢？究其原因，网络狂躁症可以看作是审美疲劳的一部分。面对网络，甚至把人的内心都袒露在世人面前的时候，你就很清楚为什么会有“网络狂躁症”了。我们知道得越来越多，能引起我们感动的事情越来越少，甚至你的善良被网络背后的“黑心”所利用。然后，于茫茫网络中寻一处隐蔽的角落，真诚的心等到的却是“闹剧”的接连上演，或者偶尔试一下自己上演一场闹剧，之后呢？还是很空虚。你试图用文字表达沉闷与不满，可最终只能找到“无聊”二字来形容你那不值一提的生活。也许你想找点乐子，可是你已经记不住快乐是什么样子了。从你键盘上流出来的东西，是那样苍白，那样虚弱，狂躁也就在情理之中了。

如何远离电脑狂躁症，务必听从以下“忠言”：

第一，若要人敬己，先要己敬人

网络只不过提供了更为广阔的视野空间，尽管还有一种说法是“不知道对方是否是一条狗”，但并不要因此就把网络当作虚幻世界，因为你是真实的，计算机是真实的，网络那边和你交流的人也是真实的。不要认为躲在屏幕后面做了什么别人都不会知道，这种想法是幼稚的。试想制作“熊猫烧香”病毒的人够厉害了吧，不照样落入法网接受应有的惩罚，像他们那样对计算机了如指掌的高手都逃不过网络的监控，你能做到什么？

既然网络世界是真实的，就要以现实的道德规范来约束自己。如果你在现实中不曾想翻过人家的院墙，那么，网络中也就最好别到处“撒野”；如果在现实中你知道打架、骂人都是不对的，那么，何必在网络中去伤害本是兄弟姐妹的无辜者呢？惩罚的威胁是一方面，最终规范网络环境的不是高技术，而是法律和道德。维持网络秩序，加强自身修养，安抚自身那颗躁动的心吧，毕竟“宁静以致远”。

第二，把有限的精力投入到无限的有意义的事中去

有这样一个小故事：哲学家指着旷野问即将毕业的学生：“这里长满杂草，我想知道如何除掉这些杂草。”弟子们都感到有些惊讶，有的说：“只要有把铲子就够了。”有的说：“用火也是一种很好的方法。”“撒上石灰就会除掉所有的杂草。”“斩草除根，只要把根挖出来就行了。”

等弟子们都讲完，哲学家说：“课就上到这里了。你们回去后，按照各自的方法除去一片杂草，一年后再来相聚。”一年后，他们都来了，哲学家已经去世了，不过原来相聚的地方，已变成了一片长谷子的庄稼地。要想除掉旷野里的杂草，方法只有一种，那就是在上面种上庄稼。

同样道理，网络就是这个能孕育果实的“旷野”。所以，面对网络，更多的时候是要将其当作一种工具，去发挥它为您服务的作用。只有把全部身心都投入到学习工作中，投入到有益的活动中去，才能从根本上杜绝各种不良影响。

第七章

时尚族：美在当下，别拿健康赌明天

过犹不及，凡事如此，饮食如此，爱美同样如此。你可以化妆，但不要过分依赖，因为过分依赖化妆，就可能患上皮肤病，甚至导致一些心理疾患；你可以穿高跟鞋，但不要过高，否则这可能变成一种自我虐待；你喜欢配戴首饰，在珠光宝气中彰显自己的财富和地位，但请不要太多，请提防“首饰病”……不仅如此，很多爱美者的背后都潜伏有健康的“刽子手”。

第一节

脚病，套在脚上的美丽枷锁

高跟鞋是多数女人所钟爱的物品，它能穿出女人婀娜多姿的风采、展现女人妩媚万千的神韵。但如果长期与高跟鞋为舞，对你的健康而言却有很多伤害。特别是那些所谓流行的尖头鞋、超级高跟鞋，会使人脚部受挤压而出现炎症或骨折，甚至有人为了美硬撑着穿，结果搞得伤痕累累、疾病多多。

◆高跟鞋综合征：升起高度，沉下健康

现如今，高跟鞋成为了时尚一族展示美必不可少的道具。可能很少有人知道，高跟鞋的产生之初，却是作为一种惩罚性的措施而存在的。高跟鞋起源于路易十四时代，其本意是要防止年轻貌美的宫女偷跑出宫，现在却演变成为了与公文包一样重要的职业工具。《时尚芭莎》杂志委托的一项最新研究发现，对英国金融、报纸和卫生保健领域处于最高职位的500名女性进行调查，结果七成女性表示工作中穿高跟鞋会自然而然地感到自己更有实力，对自己的能力也更有信心。这表明，高跟鞋已经成为了职业女性在职场上的自信来源，对于她们更意味着成功。正是如此，研究文化心理的学者也发现，穿高跟鞋可以“通过改变自己的身体，以提高自己的社会位置”。

听上去穿高跟鞋可谓是“理由充分”，但对于生命而言，美、自信固然重要，但作为前提的健康却有一票否决权，辣妹

维多利亚因长年足蹬三寸高跟导致大脚趾外翻。医学研究证明，始穿高跟鞋年龄越早，对健康影响越严重。所以，女人们要少穿高跟鞋，其实内在的修养和气质更是成功的有效装备。高跟鞋对健康的伤害可以从三个方面进行说明：

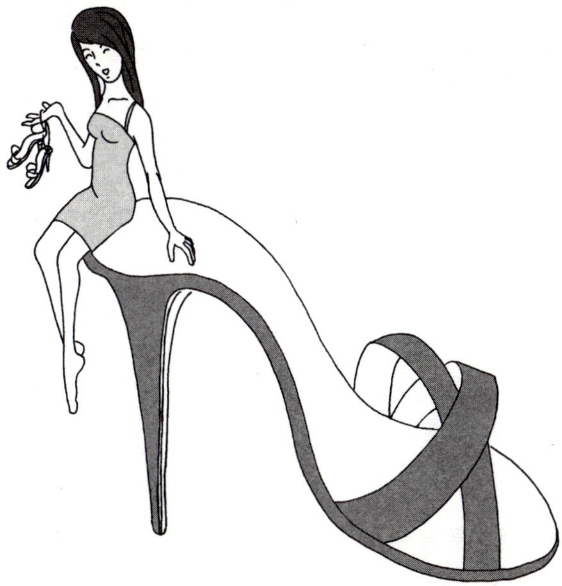

危害一：扁平足

这一点可谓是众所皆知，究其原因，也很容易被大家理解。从人直立时候的情况来看，脚处于人体的最底层，承担着支撑身体全部重量的负荷。具体说来，脚部支撑身体的有三个负重点，即第一趾骨、第五趾骨和脚跟，中间中空称之为足弓。可以想象，鞋跟如果过高，那么，人体的中心就会在鞋跟形成的坡度中将重心前移，这就使小腿肌肉绷紧，足弓的筋腱被拉扯，久而久之，筋腱会变得松弛，足弓也会因为失去支持而塌陷，造成扁平足。

危害二：尿失禁

高鞋跟与尿失禁有什么必然联系呢？二者看上去风马牛不相及，但一项来自哈佛医学院的研究报告指出，经常穿高跟鞋与患尿失禁有直接的关系。道理何在？从行为科学的角度来看，人在穿上高跟鞋行走的时候，总是脚掌先着地，脚掌在成为受力点后，骨盆承受的压力就会加大。骨盆承受的高压，就会因为压力的大小而不同程度地加速尿道外括约肌的退化，造成尿道控制排尿的功能减弱，最终引起尿失禁。

危害三：精神分裂

为什么在众多身体的锻炼之法中，运动专家都强调要多走路呢？一个简单的道理就在于，当人在正常行走时，两腿会感受到和谐的刺激，通过神经介质多巴胺刺激脑部。所以，走路不仅可以使大腿得到锻炼，还可以让人的头脑得到良性刺激。但有一个没有约定的前提，那就是穿运动鞋。当然，这里并非是特指“运动鞋”，而是在强调跟不能太高。

此外，如果穿的鞋跟在 7cm 以上，还会使人体的重心自然前移，给膝关节造成很大的压力，引发关节炎。另外，如果身体重量过多集中在前脚掌上，趾骨也会因为负担过重而变粗。科学证明，过高的高跟鞋还是跟腱和脊椎骨变形的罪魁。一项来自对英国人的调查显示，喜欢穿高跟鞋的英国妇女中有 62％的人都患有不同程度的跟腱和脊椎骨变形。这就提醒那些“高跟鞋女人”要注意了，随着你穿着高跟鞋不太优雅地走过，跟随你的不仅是高跟鞋，也不仅是那些关注的目光，还有胃病、早更、甲亢、失眠、抑郁。

在列举了高跟鞋的几大“罪状”之后，是否人们就该割爱呢？自然不完全是。针对高跟鞋这一“舍之不忍，用之则伤身”的情况，这里结合营养学、运动学和医学的相关理论，综合为你“量身订做”两套健康适用的饮食方案。

方案一：营养均衡防胃病

脚着高跟鞋的人，大多都是有“形象加之百万”观念的人，身处职场商场等居多，而这些人不仅是鞋跟高，还有一个问题就是早餐没空吃，午餐凑合吃。上面我们已经提到了鞋跟高与胃病之间的关系，所以，这种生活方式的形成不仅不利于胃病的调节，还可能使身体健康备受“雪上加霜”的双重伤害。所以，从局部的调节来看，安排好饮食，不再从容吃早餐、啃面包对付，不再一杯浓浓的咖啡，一份套餐打发午餐，也算是对高鞋跟给身体带去伤害的一种弥补吧。

买一个可以定时的电炖锅，早晨起来把汤煲上，设定好时间，晚上回来就有现成的汤喝了，多喝汤能让面色红润，又不会发胖。荤汤、素汤变着花样喝。荤汤要把浮在面上的油撇掉。特别要提醒的一点是，商务餐要少吃，别看着肉多，其实不是什么好事，首当其冲的是营养不均衡，比如一些西式套餐，常常是一块烤牛排、一块面包，外加很少的、生的蔬菜，蔬菜的种类和数量远远不够。再者午餐时间短，进餐速度快，根本没时间细嚼慢咽，很伤胃。

方案二：穿鞋有方防脚伤

从根本的角度讲，就是不要穿跟过高的鞋，如果高度因为种种原因降不下来，那么，就请尽可能在必需穿高跟鞋的时候穿，以减少对脚的伤害。比如，对上班族而言，可以备上一双运动鞋，上班时穿高跟鞋，下班时换运动鞋，使脚得到放松与恢复。在穿高跟鞋时，要注意控制好身体重心，不要把重量都压在后脚跟上，这样极易疲劳，不妨有意识地将身体向前微倾。而且，高跟鞋不能穿得时间太长，每天穿4～5个小时为限。当然选鞋也是不可忽视的一个重要方面。那么，怎样的鞋子才是理想的鞋子呢？

通常鞋跟的高度和其对身体的危害成正比。鞋跟不要超过5厘米，避免脚部受力不均。应该有坚硬而柔软的跟部支撑鞋底，10个脚趾肚可以在鞋里面灵活地活动，并有舒服的衬垫和足够的内部空间。值得注意的是，“钉子跟”的高跟鞋会使女性扭伤脚踝的几率大大增高，建议女性不穿为好。

◆皮靴病：时尚鞋成新时代的“裹脚布”

就跟黑色作为经典流行色一样，皮靴的流行从诞生之初就表现出强劲的势头，丝毫看不到过时的任何征兆。所以从去年开始，陈小姐开始以一副干练的皮靴打扮，以此来配合自己做事果断、不拖沓的性格。而且把裤子扎到高筒靴内的穿法尽管不是陈小姐所独具，但这也成为了陈小姐每次穿靴必不可少的装束。但近来，陈小姐感觉却没有去年那么妙了，总感觉身体垮了，甚至觉得自己的“倒霉运”来了。前几天，她的小腿有些肿胀，脚背处也感到疼痛，由于能忍受，仍旧照常穿着高筒靴出门。可最近两天，陈小姐的心情糟透了，她发现自己脱鞋的时候，就像自己跟自己较劲拔河一样，高筒靴被小腿“胀”满了，半天才能“拔”下来。之后一次体检中，顺便咨询了一下，方知自己已患上“腓浅神经压迫症”，而且明确指出，就是穿高筒皮靴之过。

所谓的“皮靴病”，指的是因为长期穿高筒皮靴所导致的综合征。比如，因为长期穿着高筒皮靴后，小腿下1/3处出现了轻度肿胀和小腿肚外侧疼痛，甚至足背处也感到疼痛，造成“腓浅神经压迫症”。此外，还有可能发生跟腱周围炎、腱鞘炎、脂肪垫炎和脚气病等。这些病症统称为“皮靴病”。

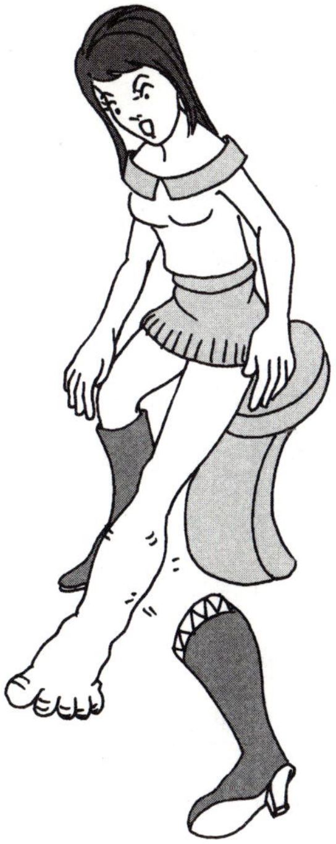

高筒靴经常紧紧地“绑”在腿上，这是高筒靴致病的一个主要的原因。具体说来，皮靴偏小、靴腰过紧、靴跟过高等使足背和踝关节处的血管、神经长时间受到挤压，造成足部、踝部和小腿处的部分组织血液循环不良。此外，就是很多人为了赶时髦，选择那种非常光亮但透气性很差的皮靴，人体因为活动后足部散发的水分得不到及时的挥发，这又客观上为厌氧菌、霉菌等的繁殖和生长创造了“温室效应”。由于靴跟过高，行走的时候，脚部的受力不均匀，长期挤压，也可能造成鸡眼等脚部疾病。

说到这里，很多人或许认为自己跟“高筒靴”的缘分也走到了尽头。其实，高筒靴跟高跟鞋相类似，并非是不能穿，而是要有选择性地穿。这里的“选择性”包括以下几个方面的含义：

其一，选鞋

选靴子，不仅要美，要不过时的款式，还有一个不可忽略的方面，就是根据养生之理来选靴。高筒靴，从字面上我们知道，所谓的高最为直接的就是指靴子的靴身高，过紧的靴身相当于一圈圈重叠起来绑住你腿足的绳子，自然对血液的循环等非常不利。所以，喜欢穿高跟皮靴的爱美人士，回家后应及时脱掉皮靴换上便鞋，以改善足部的血液循环。此外，旅行时不适合穿高筒靴，晚上临睡前用热水洗脚，可以消除足部疲劳。

说到便鞋，这里还要多说两句，“人”字脱鞋和“洞洞鞋”则需要慎选。调查显示，这些时尚鞋背后有很高的健康代价，因为穿这种鞋，女性患脚病的比率比男性高出十几倍。一方面是材质的问题，用塑料或橡胶制成的凉鞋因质地差刺激皮肤，引起皮肤过敏，会导致接触性皮炎、湿疹，糖尿病人长久不愈还可能出现坏疽；再就是会导致脚趾、脚踝扭伤，比如穿“人字拖”行走时，由于脚趾之间唯一的带子不能给脚足够的支撑而提起拖鞋，每当脚后跟离地时，脚趾都会弯曲起来钩着拖鞋，如此长期不自然施力，不仅会导致脚趾、脚踝扭伤，还会影响小腿的肌肉神经。此外，一些劣质拖鞋还会导致孩子出现脚趾溃烂或脚踝内转，形成常说的“内八字”。

最后需要注意的是，高筒靴一般而言指的是靴身本身没有问题。事实上，这样的认识是利于健康养生的，高另一个含义还包括“跟高”。所以，跟不能太高，骨科专家认为鞋跟的高度以3厘米为佳。

其二，穿靴

穿着高筒皮靴时，靴腰不要系得过紧，给足部、踝部和小腿以足够的活动空间，防止血液循环受阻。穿靴时间不要太长，一般在办公室最好有一双软底的皮鞋以供换用。

其三，泡脚

晚上一盆汤，这成为很多人保养的经验之谈，这里的“汤”指的不是喝的汤，而是“泡脚”。经常穿靴子或者高跟鞋的女性，到了晚上，要用热水泡一泡疲劳的双脚。如果有可能，可以放一些当归、红花温经通络，不仅可以舒缓、减轻脚部疲劳，而且对女性的一些妇科病也有好处。平时，如果有时间，也可以自己做一些简单的足部按摩。

第二节

爱美综合征：自我施行的慢性自杀

实践出真理，一段时间以来，人们对于打扮已经在实践中有了更加全面和辨证的认识，即爱美如果方式不恰当，涂抹的那些东西如果使用不当或者质地有问题，遭殃的自然就是身体了。三九寒天的美丽裙冻出了“寒冷性脂膜炎”；显示财富和身份的戒指、项链戴出了“首饰病”；滚滚红唇被抹上了“口红病”。所以，打扮不只是一个“爱美技巧”的问题，更多的是还有“养生智慧”蕴含在里面。

◆寒冷性脂膜炎：裙短了，命也短了

爱美是女人的天性，爱穿短裙，特别是三九天仍风雪无阻，更体现了女人爱美的恒心。这就是人们常常挂在嘴边的美丽“冻”人。当然，对少数男性而言，这句话有那么点“得了便宜还卖乖”的意思，眼睛追着看就看了，嘴上还要数落人家几句。但这里的意思却是给爱美的女性们“打个预防针”：为那些虚荣的美，丢掉了健康，不值！

话归正传，到底穿短裙会有什么样的健康危害呢？

不听老人言，吃亏在眼前。前一段时间，在小区公园散步的时候，就经常碰到一个女孩子，平时喜欢穿超短裙，当时，就听到她妈妈劝她说那样膝盖受不了，别把自己身体冻坏了，

甚至说，现在不听话，到老了得关节炎你就知道厉害了。现在的孩子都任性，这是个通病，自然没有将这样的话放在心上，仍然我行我素，可没有扛过多久，就听邻居问她妈妈怎么小玲没有来，才得知她最近腿上、臀部都长了紫红色的硬块，压一压会褪色。医生说她得的是皮肤病，叫寒冷性脂膜炎，是冻出来的。换句话说，是冬天还裙带飘飘“穿”出来的。

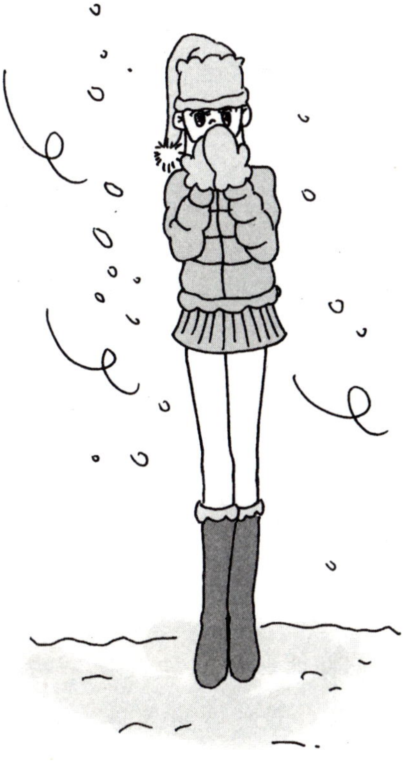

事实上，小玲或许还算是幸运的，至少发现及时，“寒冷性脂膜炎”这种病，如果进一步严重会造成皮肤大面积溃烂。不是吓人，就这么危险。医学调查显示，近年来，到医院就诊的寒冷性脂膜炎患者明显增加，几乎都是时髦女孩。不仅如此，还有一个比较明显的特点，爱穿超短裙。最为普遍的装扮风格就是：长靴+短裙。

从时间来看，一般在由秋入冬的时候，很多爱美的人士不愿意从此将自己的美丽掩盖起来，尽可能地在坚持坚持再坚持。所以，冻伤身体的情况就难免会发生；而在冬去春来的时候，人们都想尽早“报春”，让自己的美丽享受一种出类拔萃的关注。所以，时间上呈现出早些早些再早些，有点争先恐后的意思。

中医认为，古人认为寒多自下而生，这与现代医学所认为的人体下部血液循环较上部为差，易受寒冷侵袭的观点相吻合。据报道，突尼斯妇女喜欢一年四季穿裙子，结果患风湿性关节炎的约占其总人数的70%。另据日本东京女子医科大学学者的长期观察，日本现代青年女性所患的诸多妇科病，大多数与受了寒冷有关。这些疾病缠身，犹如人生之路带着“重负”前行，走不远也就在情理之中了，或许这就是有的人说“裙短命也短”的道理所在。

特别说明的一点是，别以为胖、脂肪多就真的能经得起“冻”。寒冷性脂膜炎就特别易发于年轻、较胖的女性中。因为胖人的脂肪在臀部和大腿堆积较多，她们为了减少臃肿感，衣服穿得较少。当气温较低时，皮肤及皮下脂肪气血运行不足，容易引起脂肪细胞发炎，最终导致寒冷性脂膜炎发生。

该怎么办呢？

方略一：春捂秋冻以保暖

作为一条养生的谚语，“春捂秋冻”就给出了很好的养生指导，具体说来，由秋入冬添加衣服的时候，在适度和适时的前提下，能快点穿就快点穿，能多穿一点就多穿一点；而在冬去春来的时候则在适度和适时的前提下，能慢点脱就慢点脱，能少脱一件就少脱一件，以帮助身体维持恒温。

一旦发生寒冷性脂膜炎，只要适当增添衣物，注意保暖（如用热水毛巾或热水袋局部外敷），促进血液循环，数周之内便可自愈。若是症状较重，特别是发生了溃破，就应及时到医院皮肤科诊治。

方略二：活血化瘀需“择食”

目前，对这一病症，中医上采用的主要是“活血化瘀”的疗法。所以，如果你是爱美一族的女士，就请多吃一些活血化瘀的食物，以畅通血液循环。建议选择红糖和山楂。

红糖，又称“赤砂糖”，性平，味甘，具有润肺生津、和中益脾、补血健脑、活血化瘀、强身健体等作用。但高血脂、糖尿病患者忌食；红糖中所含的矿物质铁，是构成红血球的重要成分，是造血过程中必不可少的物质；红糖中所含的葡萄糖极易被人体吸收利用。祖国医学认为，红糖具有补血、健脑、御寒、强身、活血、化瘀、生新等作用，主治胃寒脾虚等症。

山楂，是血瘀型痛经患者的食疗佳品。建议取完整带核鲜山楂1000克，洗净后加入适量水，文火熬煮至山楂烂熟，加入红糖250克，再熬煮10分钟，待其成为稀糊状即可。

◆首饰病：显摆出来的“富贵病”

俗话说，爱美之心人皆有之。戴首饰已经不是女人的专利，你看那些脖子上挂着“金项链”，手上戴着“金戒指”，甚至在鼻子上、舌头上、耳朵上挂着很多或金或银的各种环扣的男人们，都在以此来衬托自己的美貌。

但近日曾小姐的烦恼却挥之不去，原因何在呢？曾小姐面对那些琳琅满目的耳环等首饰早就心动了，但好不容易忍痛给身体来了好几个“洞洞”，却在戴了一阵后，必须取下来，这是怎么回事呢？因为曾小姐得了“首饰病”。

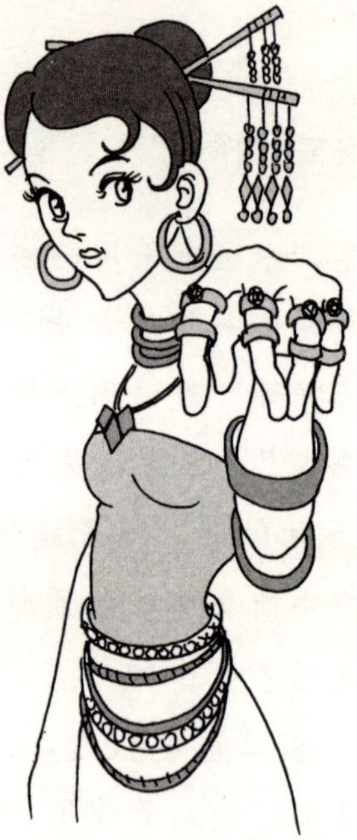

以曾小姐的这一反应为切入点，让我们来看看以首饰为“罪魁祸首”所致的都有哪些病症。需要说明的是，我们说“首饰病”是一个较为广泛的概念，包括首饰本身，也包括由于使用等原因所致的健康疾患。

其一，戴耳环与耳软骨炎、艾滋病

戴耳环容易引起耳骨炎，一个主要的原因就是扎耳眼时不注意严格消毒，戴上耳环后往往容易感染而化脓，在没有得到及时治疗的时候，病菌扩散就有可能引起耳骨炎。

说到扎耳洞，这里要特别提醒一句：经期千万不要扎耳洞！这是因为经期全身各器官充血，抵抗力下降，扎耳洞容易导致出血和感染。再顺便要劝说的是，扎耳洞最好去医院，不要轻易相信那些买首饰或者做头发就免费扎耳洞的地方。不就是耳部的一个小创伤吗？干嘛要大动干戈呀？错，看上去小小的耳洞，如果处理不好，可能会带来大危害。轻则引起耳部发炎、脓肿、破伤风，严重的甚至可能传染肝炎、艾滋病等。

其二，戴项链与皮肤过敏、溃疡

买项链，除非正规的商家，否则不要轻易相信那些纯金的说法，可以肯定的是，很多自称是纯金的项链，在制作过程中均掺入少量的铬和镍，这些元素的存在会使接触到的皮肤出现微红或瘙痒等症状，此时如不及时取下项链，几天症状就会蔓延开来，形成湿疹般的红肿，严重的还可能导致溃疡。

其三，戴戒指与手指畸形、长疮

这一情况的出现，主要是很多人在戒指的使用过程中造成的。比如，有些人怕戒指丢了，用线把接头缠得牢牢的，安全系数加大了，但自己摘戴的难度也加大了，所以很多人索性一连几个月甚至更长时间不摘下来。久而久之，受箍手指的皮肤、肌肉骨头都凹陷，严重的可能因箍得过紧影响手指的血液循环，造成局部坏残或感染成疮。

这里要特别提醒老年人，随着年龄的增长，指关节会增生、变形和肥大，指骨骨髓腔直径增加，骨骼变粗、指关节肥大，导致手指骨骼变粗。以前合适的戒指也就相对紧了。戒指过紧，就会导致手指静脉回流不畅，出现水肿，如果长年累月戴着戒指，一旦水肿，可能导致戒指摘不下来，严重的还可能导致手指病变甚至局部坏死。所以，如果发现摘戴有困难，则不应再戴戒指。

所以，戒指不要整天都戴着，最好是戴一戴、摘一摘。特别是上了年纪的人，晚上睡觉的时候一定要摘下来，这样也能清楚这枚戒指是不是还适合自己的手指，避免出现戒指摘不下来的情况。此外，戴戒指最好不要接触熟食，否则可能造成健康隐患，那些卖熟食的商店就更加要注意了。这是因为人们的双手每天都要从事各种各样的工作，接触带有各种病菌的物品，大量的病菌会粘在人们的手上。如果人们的手上戴有戒指，特别是那些雕花戒指的缝隙里，很容易成为各种病菌的藏身之处。所以，不管是餐厅、商店、路边的熟食摊位的服务人员还是自己，为了健康考虑，最好把戒指摘掉，将手洗净为好，千万不要为了自身的美观和怕麻烦而戴着戒指接触熟食制品。

◆口红病：红唇滚滚滋生癌变

爱美之心，人皆有之，女子描唇，无可非议。而且很多人在使用口红的时候，其理由充足，什么要保湿，什么嘴起裂了，有的人还当自我发明一样，说什么嘴疼痛用口红可以当镇痛剂使用。殊不知，这些病症，或许其本身就是“口红”惹出来的祸端。

这一点，我们从“口红病”的症状表现就可以看出来，在得了口红病的时候，一般会出现嘴唇干裂、两唇肿胀、发痒、疼痛，严重时会出现嘴唇硬块（茧唇）、唇粘膜病变等症状，还有些人会引起中毒甚至产生癌变，这些症状称之为“口红病”。由于生活水平的提高，口红病变得越来越普遍，统计显示，长期描红唇的女性中，约10%的人患有口红病。之所以会如此，还得从口红的成分说起。口红的主要成分是羊毛脂、腊质和染料，而羊毛脂成分复杂，对过敏体质的人极易导致过敏反应。

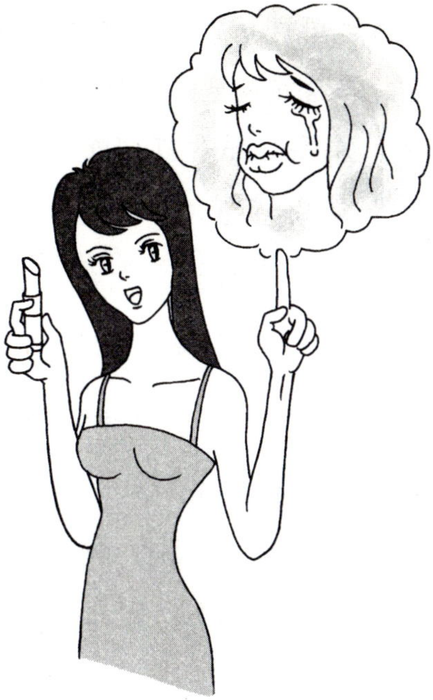

另外，口红中的羊毛脂有较强的吸附性，它可将空气中的尘埃、细菌、病毒及一些重金属离子吸附在嘴唇上。特别应警惕的是，口红中的某些化学染料对人体有一定的危害性，如喝水、饮食不注意，这些有害物进入体内会影响健康。正是从这个角度，我们说爱美驱使抹口红。实际上，你不仅在选择美，同时你也选择了麻烦，因为面对这些可能导致的伤害，你需要在吃饭前将那些口红彻底擦干净；在吃饭之后，再进行补抹，甚至你喝水的时候也要擦了再抹，否则，本来用来“抹”的口红，却被你和着饮料、饭等“吃”了，自然，对健康大大的不利。

那么，该如何避免“口红病”呢？

第一，少浓妆多淡抹

这是不得已的一个原则，即因为各种原因，你的口红是一定要抹的，那么，请遵照这一原则。道理很清楚，口红里含有油脂、蜡脂、染料、香精等成分，把这样复杂的化学涂料抹在嘴唇上，通过唾液的溶解，粘附在口唇粘膜上的多种有害物质、病原菌就会乘机进入口腔，尤其是通过吃东西、喝水直接进入体内，会给人的健康带来很大的危害。所以，口红应少涂，且不要长期连续涂抹口红。

第二，“免费妆”少试

如今，促销的手段五花八门，对于化妆品来说，“免费试妆”是很多地方惯用的手段，经常看到这种情景：在化妆品柜台前，挤满了挑选化妆品的女性，营业员正拿着口红、眉笔、粉饼、睫毛膏等产品往顾客脸上涂。令记者吃惊的是在10分钟内一支口红就画了近20名顾客，营业员称，一支口红可以试画近300名顾客。不仅是这个数据吓人，这种做法背后的健康隐患更吓人。混用化妆品会导致口腔疾病、皮肤病、肝病、艾滋病等疾病的传播。如果你还没有一个具体的印象的话，那么，我们说这样的行为，相当于是近百人用同样一把牙刷。或许，这有点让你恶心。但“免费试妆”几乎与之相当，如果因此染上传染病也并非新鲜事。

第三，养成良好的习惯

口红，自然受肤色、服装的颜色甚至节令气候等多种因素的影响，但适合你的口红，尽可能少作调换。生活习惯上要坚持睡前洗脸，彻底卸掉口红，以减轻羊毛脂对唇粘膜的刺激。

最后要说明的一点是儿童皮肤及器官较脆弱，对化学物质易产生过敏症，因此女性儿童应慎用口红。

第三节

爱乳洁阴症：呵护“三点”防错爱

胸部太过“娇小”，要“丰”一下，结果跟乳房病干上了；讲卫生、爱阴道，要天天“洗”一下，结果阴道出现了瘙痒、燥热等表现。听起来有那么点“喝水都塞牙缝”的倒霉感，但其实，看似偶然后面却隐藏着健康伤害的必然。尽管日常生活中的自我保健至关重要，但任何盲目、想当然或不科学的随意之举都可能给健康带来损害。

◆ 乳房病：脱掉胸罩想要“飞得更高”

乳房，不仅是女性之美“最突出”的体现，同时也是孕育生命表达母性伟大的重要器官。正是有这样的双重意义在里面，我们说，女性的美固然不可忽视，但健康则是第一要义。就国内的情况来看，一对再漂亮的双乳，如果被认为是假的，恐怕会让几乎所有的男性失去“性趣”，正是从这种认识出发，整形对于绝大多数女性来说，关注的人越来越多，但真正落实到行动中的人却并不多，更多的人是在日常生活中下功夫。

曾几何时，为了让身体自由地呼吸，裸睡成为了一种时尚，成为了一种带有“革命性”的创举，但继之而来，不戴胸罩的“解放”却让一些爱美人士在“跟风”的同时，付出了健康的代价——乳房病。那么，胸罩到底起到了什么作用呢？归纳起来，主要有三个方面。

第一，“灯罩”作用

乳房位于身体前胸，是身体最为娇嫩、敏感的脂肪性器官，也是女性身体最为突出的部分，所以，乳房不宜直接与别的东西接触。因此，带乳罩就可以在日常生活和工作中起到防撞击、防挤压的作用。

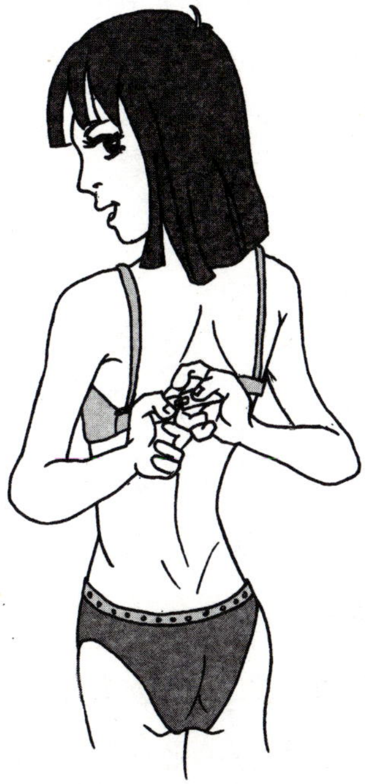

这一作用与汽车灯罩的作用有点近似，都属于“防损”，故有此称。

第二，“安全带”作用

生命在于运动，不管是锻炼还是工作，人总处于各种各样的活动之中。而由脂肪和乳腺组织构成的乳房，不仅柔软，而且其自身职能依靠极为有限的结缔组织来进行，这种结缔组织像一张绷紧的纤维网，尽管在一定程度上起着支撑的作用，但随着乳房发育的成熟，不戴胸罩就会出现乳腺负担不均匀和过于负重，随走路、跑跳而左右摇摆现象。由于过分的甩动、牵拉乳房腺组织，会影响乳房的血液循环，从而引发血肿、组织坏死等问题，如果因为创伤还可能引发乳腺炎。所以，佩戴胸罩实际上是给乳房系了“安全带”，将其相对固定，从而保持乳房的稳定性。

第三，美化作用

很多人都认为胸罩起到的美化作用，就是让那些“飞机场”者彰显女性魅力的道具。所以，一些性感的人认为不戴胸罩可以让自己少了束缚，同时，还可以充分体现自己的优势之美。这其实是对胸罩美化作用的一个片面的认识。

大家知道，受重力作用，乳房有自然下垂的倾向，没有胸罩的支撑，体积大的乳房在一定时间过后，会出现较为严重的下垂趋势，这对于女性曲线美而言，无疑是一种缺憾。所以，胸罩不仅可以弥补体形上的缺陷，还可以调整乳峰的高度和位置。当乳房下垂时，胸罩也可以掩饰这些不足，增加乳房的美感。

那么，是否在了解以上信息后，就随便买一个胸罩来往乳房上一套就了事呢？事情并没有这么简单。胸罩的选择、配戴还有很多细节性的讲究。

简单说，如果肩带勒进肩膀里，你可能需要肩带更宽或下部加入金属丝的胸罩；如果你的乳房很重，胸罩的装饰性花边可能会刺激肩部皮肤；如果乳房从罩杯的上部分凸出，说明罩杯太小或者太尖了；如果腋下有凸出部分，说明胸罩的身围太小或侧面太窄；如果你的胸罩是化纤的，则不仅容易诱发皮肤过敏，还会影响泌乳。人活动时，胸罩紧贴乳头，乳头会不断摩擦胸罩内的纤维，产生的细丝很容易从乳孔进入乳腺，时间一长，会堵塞乳腺和乳头，诱发乳腺癌。

从胸罩的罩杯选择来看，一般有全罩杯、1/2 罩杯、3/4 罩杯 3 种。全罩杯可以将全部的乳房包容于罩杯内，具有支撑与提升集中的效果，是最具功能形的罩杯，适合乳房丰满及肉质柔软的人；1/2 罩杯胸罩的大小大致是全罩杯的 1/2，利于搭配服装，此种胸罩通常可将肩带取下，成为无肩带内衣，适合露肩的衣服，机能性虽较弱，但提升的效果颇不错，胸部娇小者穿着后会显得较丰满；3/4 罩杯即斜线裁剪的款式，能将乳房完全纳入胸罩里，还可以使乳沟显现出来。

此外，还有一些胸罩，无论是自身还是衣服的搭配上都各有特点，这里提供给大家以便参照选用。无肩带胸罩，大多以钢圈来支撑胸部，便于搭配露肩及宽领性感的服饰；前扣胸罩，钩扣安装于前方的胸罩，一般便于穿着，也具有集中效果；无缝胸罩，罩杯表面是无缝处理，缝入厚的棉垫，胸下围之土台也是无缝处理，适合搭配紧身服饰；魔术胸罩，在罩杯内侧装入衬垫，藉以提升并托高胸部，可表现胸形及深隧的乳沟；休闲型胸罩，一般都是用来搭配服饰或平日居家休息而穿着的；无肩带长型胸罩，可以调整腹部、腰部之赘肉，表现你的曲线，现多用来搭配性感服饰，比如晚礼服等。

从穿戴来说，戴胸罩时间不要太长，如果白天戴胸罩的时间过久，晚上最好取下胸罩，以免造成乳房疼痛。美国疾病研究所的研究结果表明，每天戴文胸超过12小时的女性患乳腺癌的概率比未超过12小时的女性高得多。晚上取下胸罩的时候，最好能适当地按摩乳房，以促进其血液循环；在佩戴新胸罩的时候，由于面料在纺织、印染、缝制过程中可能残留有害物质甲醛等，因此戴前必须清洗。

最后要单独特别提出来的一点是，隐形胸罩直接粘贴在皮肤上，不用担心文胸背带悄然滑出，但尽量只在穿普通文胸不方便的情况下再穿隐形文胸，并尽可能缩短穿着时间。在穿隐形文胸前，最好能试试自己皮肤是否对其内侧的胶过敏，如果有过敏反应，就要及时更换。胸部有伤口的女性一定要在伤口完全痊愈后再使用隐形文胸，否则因其不透气和局部温度升高，会促使细菌生长，导致伤口感染疾患化脓。如果感到皮肤有不适，应尽快到医院就诊。

◆洁阴癖：阴道不可天天“洗刷刷”

一项调查表明，四成以上的妇女患有生殖道感染疾患，60%～70%的妇女处于亚健康状态，而且伴有不同程度的情绪不稳定。一项来自某保健院的统计也显示，有50%的妇女患有不同程度的乳腺增生，7%的妇女患有宫颈炎。由此看来，女性的私密处要关爱，但也要讲求个方式方法，因为这是“事故多发地带”。

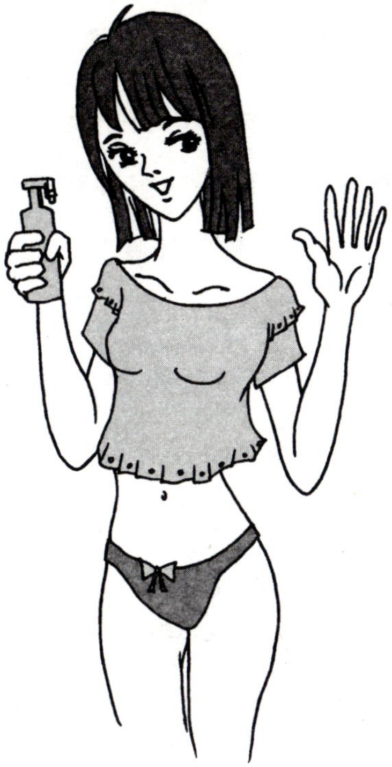

一位网名叫白雪的女士，今年35岁，学历高、事业有成，就曾提起自己对于私密处的呵护，她平时非常注意卫生保健。为了预防阴道炎，白雪女士每天都会用阴道冲洗液、杀菌液来冲洗阴道。事实上，日常生活中，像白雪女士这样“溺爱”私密处的人大有人在。不过，针对这样的情况，我们要提醒广大女性朋友，阴道冲洗液只有在患病的情况下，经医生批准才可用来帮助治疗，切不可将其当作保健品来用，即使是用来预防阴道炎，大体也是徒劳。不仅如此，私处也不必天天清洗，因为阴道自身就有一定的酸碱度，而使用酸碱度不同的冲洗液后，会破坏原有的内环境，甚至会使有害细菌滋生，最后真的就是“好心办了坏事”。

无独有偶，听爱人说起，他们同事今年“计划”生育一个宝宝。可以说夫妻俩都做了方方面面的准备工作，其中最为重要的一项就是天天洗私处。结果，出乎他们意料的是，女性一方在孕前检查中，被查出了好几种阴道病菌。她郁闷极了：为使宝宝降生的“路上”有“卫生保障”，从三个月前，她就尽心尽力地天天用洗液为宝宝清洗“跑道”了，为什么还会出现“故障”呢？其实，这样的心情大家都能理解，但阴道天天被“洗刷刷”，殊不知，会事与愿违，病菌更易找上门。这是为什么呢？

对于阴道护理，不少人都有这样的认识误区，会想当然地认为，清洁卫生、勤洗勤换，肯定错不了，于是乎，不管有没有什么“不舒服”的感觉，就用洗液冲洗。殊不知，原本没有什么不舒服，结果是越洗越不舒服。如果说隐秘的私处很难理解的话，我们可以拿口腔来说明这个道理。

阴道口和口腔相类似，平时就有几十种细菌在滋生，尽管如此，由于人体自身会采取自救和保护，所以相安无事。阴道自身保护也与之相似，乳酸杆菌作为其中的“卫士”之一，它可以将阴道细胞内的糖原分解成乳酸，使阴道维持一定的酸度，从而限制致病菌繁殖。所以，如果采用醋、水、抗菌剂等洗液成分进行天天冲刷，那么，在把有害细菌冲洗出阴道的同时，保护人体的细菌也被同时冲刷得一干二净，酸性环境遭到毁灭性的破坏，自然阴道也就无法实现自我保护了。

当然，天天冲洗的人也有属于自己的“理由”，比如，她们认为阴道有异味了，自然该对那些异味进行消除。那么，这个道理成立吗？不成立！有三点：其一是，很多人认为的异味实际上是健康的表现，是属于自然气味；其二，如果身体真的出现了那种非自然的异味，那么，冲洗也是解决不了问题的；其三，冲洗有健康危害，冲洗不当，病菌还会伺机搭上“顺风车”，长驱直达阴道深处甚至子宫，造成对身体的伤害。

研究显示，冲洗和异位妊娠之间的关系已被医学家证实。其主要原因在于，冲洗导致的感染累及输卵管，使受精卵不能到达宫腔而停留在输卵管，造成宫外孕；冲洗改变了阴道的酸碱度及生殖道内环境，导致受孕率降低。自然，还远没有达到可以用来避孕的功用，更有甚者会因为输卵管被彻底堵死而产生不孕。

所以，在没有阴道疾病的情况下，对于日常保洁，阴道的天天冲洗没有必要。从其自身来看，它的自净防御工事有三重：其一是外阴两侧的小阴唇经常合拢关闭，阴道前后壁又紧贴在一起，形成了天然的防御屏障；其二是阴道的上皮细胞在雌激素影响下，能够发生周期性变化并脱落，是一种自然的新陈代谢；其三是由于正常细菌的作用，这个空间的酸碱度保持在 pH 值 3.8 ～ 4.5 之间。这样，大多数适应在碱性环境中生存的致病菌就不能在此生长繁殖。

保持阴道局部清洁的正确做法，从个人来看，做到勤换内裤、小便后用纸巾将尿液擦干等细节上多注意即可；从两个人的互动来看，与异性亲热前，让他洗干净再来。男人的包皮内往往容易存有病菌，很容易被带入阴道，引起感染。在淋浴时，切忌使用肥皂或含有香精成分的刺激性用品，也不可使用过热的热水淋浴，以避免加剧红肿或瘙痒的症状。总之，内裤可以天天换，但私处最好别天天洗。

第四节

时尚病：生活水平高了，身体素质低了

老土！这个词尽管远算不上骂人，但在生活水平日益提高的今天，不管你是否属于潮流的追逐者，听上去总有点心里不是滋味。面对那些时尚的健身房，你却没有时间去；面对那些时尚的野外生存，你也没有时间玩；面对那些时尚的减肥瘦身，你也没有时间练。不过，你不必为此沮丧，很多风光的时尚人士，虽然与“时尚”近了，健康却远了。

◆ 时尚陷阱一：野外生存——中六邪病从气中来

极限运动是很多时尚一族的最爱，越是刺激越是有一种由内自外的兴奋。所以，很多人别说什么长假，就是周末两天都会约三五好友去野外训练生存能力，徒步远行、攀岩等等。晚上坐在草地上数星星、睡在帐篷里听虫鸣，想想看，还有比这更酷的事情吗？

这些活动本身自有其积极的意义，但健康的隐患依然存在。且不说那些挑战本身存在的安全隐患，就是从气候的角度来看，也有不少致病的诱因。风、寒、暑、湿、燥、火是中医讲的六种致病外因。人在野外，除了容易受风寒，还容易招湿气。潮湿的地方让人生疥疮可能是许多朋友事先没有考虑到的。当然想到户外活动，肯定比整天呆在室内不活动强。把那

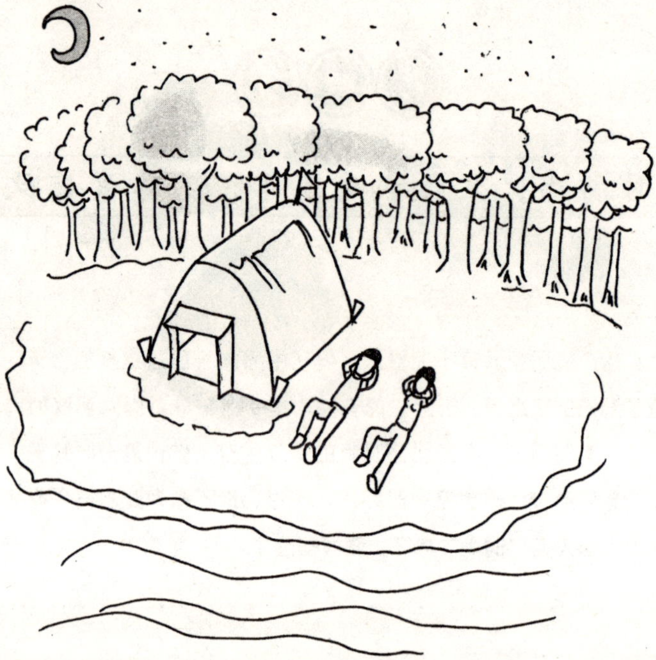

些不良因素考虑进去，就更周全了。

◆ 时尚陷阱二：去大酒店——撑吃吃出痛风

如今，人们对于吃可谓是天上飞的，地上长的、跑的，抑或是水中生的、游的，几乎是能吃的都变成了美食吃到了嘴里。正是应了那句广告词：好吃你就多吃点。很多时尚一族践行着。

龙虾、龙蟹，再配上麻辣之类的料理，让人浮想联翩，吃不仅是一种体验，很多人甚至将其上升到了征服的层面来认识。觉得干掉那些很多人看上去都害怕的龙虾什么的，有一种英雄般的成就感。吃海鲜，从营养的角度来看，是高营养、高蛋白的东西，味道鲜美，但多食却无益，它很容易带给人们一种现代富贵病——痛风，临床表现为病人在几分钟到十几分钟内关节红肿、疼痛难当。之所以会如此，就是因为海鲜含有的大量毒素会在人体内蓄积。

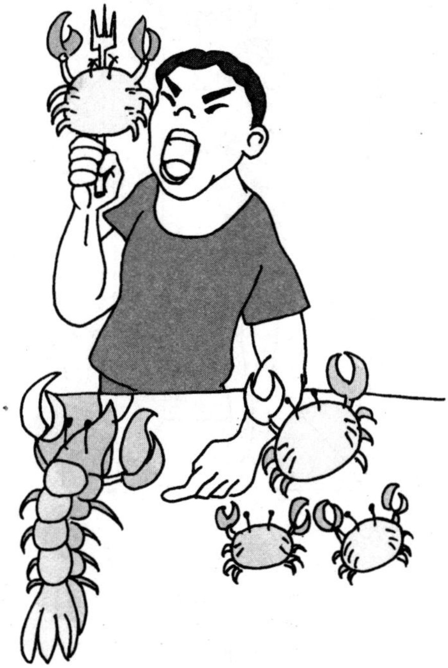

海鲜能少吃就少吃，别像很多人喝五粮液一样，一口酒好几十呢？就这么一直喝下去，结果伤害的是身体；海鲜也是一样，味道虽美，能拒绝还是拒绝的好，不能拒绝也是少吃为宜。

◆ 时尚陷阱三：去健身房——强身引起过敏疾病

健身房有专业的教练、专业的器材，这是一个方面。对于时尚一族来说，在外边跑跑步也行，但却怕有失身份，他们觉得跟老头老太太一起做运动，自己好像都退化了；再者，认为健身房有气氛，和朋友相约一起去，健身、社交两不误。

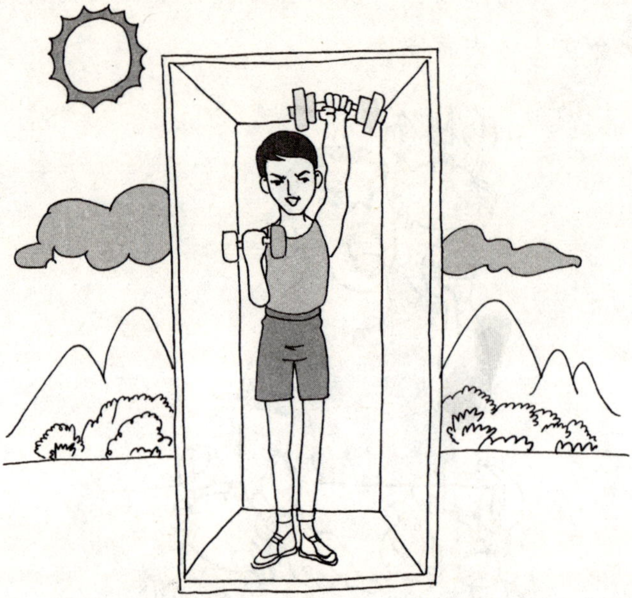

时尚一族，在自认为很有身份地出了写字楼又钻进高档健身房的时候，往往忽略了这些地方因装修带来的有害气体。在这样的地方活动，虽加速了血液流动，吸入的却是大量的有害物质，健身房里的一些粉尘对人体的影响比较大，容易引起过敏性疾病。所以，我们建议，锻炼身体最好选择室外，当然还要选择天气。

◆ 时尚陷阱四：去泡吧——疗伤弄出郁闷

时尚一族，决不是下班后就钻进私家车，把自己拖回家的人，泡吧、卡拉 OK 成为了很多人善待自己的“享受”。所以，在很多人看来，一个城市，有没有像样的吧可泡，反映了这个

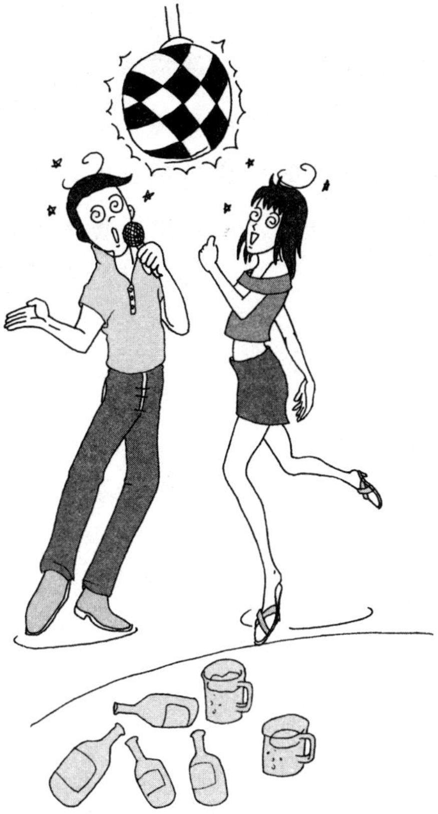

城市的时尚指数。而且，很多人还将酒吧作为了“不忘老朋友，结识新朋友”的地方。殊不知，久而久之，人们的身体不仅没有因为丰富的夜生活得到颐养，反而被拖垮了。

道理很简单，酒吧和卡拉 OK 厅里污浊的空气和噪音并不是养精蓄锐的好地方。如果经常夜半还在外面奔波，久而久之，与其说是到这些地方去“疗伤”寻找好心情，还不如说是去找病。

还要说明一点的是，去泡吧也好，唱歌也好，喝酒的人不在少数，什么洋酒、红酒、清酒，甚至偶尔还要叼一支雪茄。是的，可以肯定的是，时尚一族抽的烟都比较高级，喝的酒也

“洋味十足”，但没有任何研究可以证实高档的烟酒就对身体没有伤害，相反，害处还不小。醉酒后，人的神经麻木，这会伤及胃黏膜，造成浅表性炎症，引起慢性胃炎或溃疡，喝酒多的人大多都有酒精肝。肝的代谢功能失常，会引起肝区疼痛，频繁出现口苦、咽干、目眩、耳鸣和视物模糊等症。

第八章

娱乐族：放飞心情，让你欢喜让你忧

人不是为工作而生的，这是娱乐族最鲜明的倡导。娱乐族出现了动与静的两极分化：静，坐在那里看电视、上网游戏、下棋、搓麻将等；动，走出去，寻求一种陌生的刺激，享受挑战自我的乐趣，如挑战生命的极限，玩一些攀岩、过山车等。尽管在娱乐一族看来，这些都是他们生活赖以依存的方式，但最后的结局却因为没有顾及自身身体的情况，而让自己在选择“娱乐方式”的同时，选择了对健康的挑战，轻则让身体饱受磨损，重则在痛痛快快中上演新版的“娱乐至死”。

第一节

静娱乐：健康流逝没商量

出去还得花钱，费力不讨好地弄得一身疲惫，何必呢？这是静娱乐一族坚守自己娱乐方式的“论调”，所以，每天打打小麻将，通宵看看“歪录像”成为很多人生活的一种风尚。一副清风满楼尽享惬意的样子，艳阳高照躲进楼阁忙一通，巫山云雨更有一种闲适和自在，看上去生活悠哉乐哉，其实，健康的隐患“在里面”。

◆麻将综合征：麻将场的“八大罪责”

麻将起源于中国，其历史可追溯到三四千年以前。据传，麻将本是江苏太仓的“护粮牌”。话说江苏太仓县曾是皇家的大粮仓，因为粮多频生雀患，管理粮仓的官吏为了防止粮食损失过多，就制定了奖励捕雀护粮者的制度，并采用竹制的筹牌记捕雀数目。这种筹牌上刻着各种符号和数字，既可观赏，又可游戏，也可作兑取奖金的凭证。那么为何又叫“麻将”呢？在太仓地方方言叫“麻雀”为“麻将”，打麻雀自然也就叫成打麻将了。

麻将玩法的术语也与捕雀护粮有关。例如，“筒”的图案就是火药枪的横截面，“筒”即是枪筒，几筒则表示几支火药枪；“碰”即“砰”的枪声；“索”即“束”，是用细束绳串起来的雀鸟，所以“一索”的图案以鸟代表，几索就是几束鸟。又如成牌叫“糊”，“糊”则和一种叫“鹘”的捕雀之鹰相谐音。

此外，火药枪射鸟应考虑风向，“东南西北”为风向，故称“风”；“中”即射中之意，故为红色；“白”即白板，放空炮；“发”即发放赏金，领赏发财；奖金则是按鸟的多少计算的，“万”即是赏钱的单位，几万就是赏钱的数目。

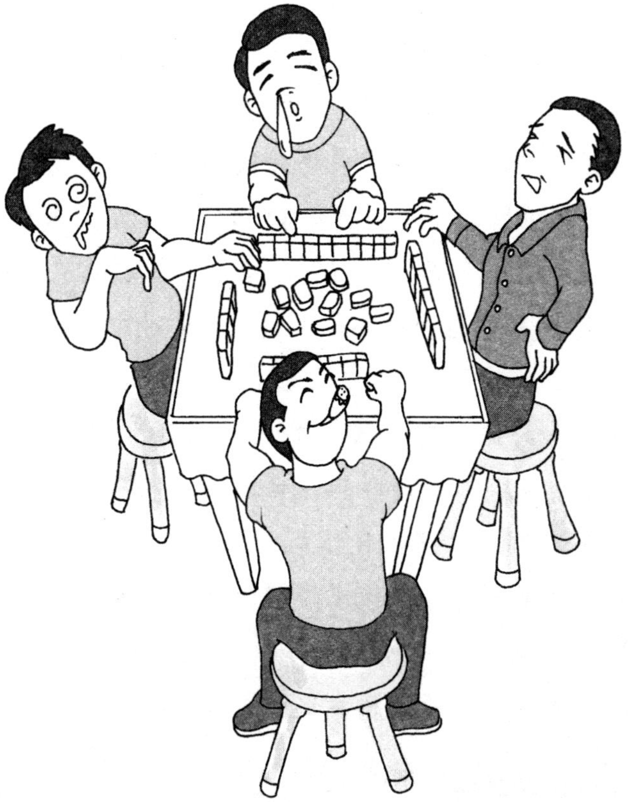

麻将牌形成以后，上至朝廷，下至平民，无不喜爱，甚至还引发一些麻将玩者的诗兴，如：今日赢钱局，排排对子招。三元（中发白）兼四喜（东南西北），满贯遇全幺。花自杠头发，月从海底捞。散场远避，竹杠怕人敲。有这样的好牌运，谁能不高兴呢？或许正是因为有这样的乐趣在其中，所以才让很多百姓沉溺其中，也才有今天搓麻将的“健康罪责”之说。

麻将形成尽管说法不一，但大多都是出于一种纪念，或者是一种良好制度的推行。所以，从“出生”之初来看，搓麻将也算是高雅的娱乐活动之一，但别说扫大家的兴致，搓麻将如不能适度便会危及健康与生命。

罪责一：痔疮

人体直肠末端粘膜下和肛管皮肤下静脉丛发生扩张和屈曲所形成的柔软静脉团，称为痔，又名痔疮、痔核、痔病、痔疾等。在祖国医学中，对痔的含义论述较多，如《说文解字》中说：“后病也。”《增韵》中说：“隐疮也。”从字义来解释，痔与峙同义，即高突的意思。如《医学纲目》中说：“肠澼为痔，如大泽之中有小山突出为痔（峙），人于九窍中，凡有小肉突出皆曰痔。”

搓麻将的人，我们都知道，整天一动不动地坐于麻将桌旁，因体重压迫使肛门部痔静脉丛血液回流不畅。而且很多人通宵达旦，身体越坐越凉，自然不利于血液回流。久而久之，肠蠕动减少，粪便下行迟缓，或习惯性便秘，可以压迫和刺激静脉，使局部充血和血液回流障碍，引起痔静脉内压力升高，静脉壁抵抗力降低，局部静脉曲张便形成痔。

罪责二：神经衰弱

神经衰弱是无躯体疾病也无脑器质性病变的一种功能障碍性病症，临床症状表现繁多，如经常感到精力不足，萎靡不振，不能用脑，记忆力减退，脑力迟钝，学习工作中注意力不能集中，工作效率显著减退等。

从致病的诱因来看，精神因素是造成神经衰弱最为主要的原因。具体说来，持续的紧张心情、长期的内心矛盾是最典型的能引起神经衰弱的致病因素。结合这一点，我们再来看沉湎于麻将桌旁的麻友们，他们往往因为一时的得失而长久地处于紧张状态中，欲罢不能使得很多麻友放弃了睡觉和休息等时间。如此，神经活动强烈而持久的处于紧张状态，超过神经系统张力的耐受限度，刚开始可能还只是头晕、目眩、失眠、健忘，久而久之也就形成了神经衰弱，甚至出现幻视与幻听等错觉。

罪责三：胃病

所谓胃病，实际上是许多病的统称。它们有相似的症状，如上腹胃脘部不适、疼痛、饭后饱胀、嗳气、返酸，甚至恶心、呕吐等等。临床上常见的胃病有急性胃炎、慢性胃炎、胃溃疡、十二指肠溃疡、胃及十二指肠复合溃疡、胃息肉、胃结石、胃的良恶性肿瘤，还有胃粘膜脱垂症、急性胃扩张、幽门梗阻等。

为什么玩麻将还能生胃病呢？这实际上是和玩的人沉溺其中有很大关系。这一点，相信麻友的家属体验更多，或者是吃饭的时候叫了几遍也不见动步，依旧在那里“吃呀”、“杠呀”的，或者就是还嫌烦，干脆让你做好了饭也找不到人吃。当然，麻友们也要吃饭，不过很多人都是到半夜后或天亮前才不得不胡乱凑合一顿凉菜、剩饭，而且因饥不择食便狼吞虎咽。久而久之便导致胃分泌功能紊乱，使胃粘膜充血、水肿、糜烂及出血，造成胃炎或胃溃疡。

罪责四：脑出血

搓麻将别看着悠闲，实则是过度的“脑力劳动”，因为参与者不仅要凭借记忆，还需要计算、推理、排序和察言观色。所以，麻友都是高度用脑、高度精神紧张人群。自然适当地玩，可以当作是健脑运动，如果太过，则便有危险了。因为太过投入，人的情绪也必然处于喜怒恐忧等复杂变化中，而且可促进血压的突然升高。如果本身属于三高人群，则可能因为血压的反复波动，导致脑出血，继而造成生命危险。

罪责五：骨质增生

骨质增生属中医的“痹证”范畴，也称“骨痹”。中医认为本病与外伤、劳损、瘀血阻络、感受风寒湿邪、痰湿内阻、肝肾亏虚等有关。从运动理论来看，脊椎骨也适于在不断和缓的体位变换中保持正常稳定，这显然跟麻友的情况不相符合。久坐麻将桌旁因持续不变的体重压迫刺激椎体，不良刺激可造成椎骨增生，尤其腰椎发生骨质增生，还可使着力重心点的两个坐骨结节处生发骨刺。

罪责六：传染病

是由各种病原体引起的能在人与人、动物与动物或人与动物之间相互传播的一类疾病。为了生存和繁衍，这类病原性的微生物必须具备可传染的性质，每一种传染性的病原通常都有特定的传播方式。例如通过空气传播，有些病原体在空气中可以自由散布，直径通常为5微米，能够长时间浮游于空气中，做长距离的移动，或者藉由患者咳嗽、打喷嚏、说话时喷出温暖而潮湿的液滴，病原附着其上，随空气扰动飘散，短时间、短距离在风中漂浮，由下一位宿主因呼吸、张口或偶然碰触到眼睛表面时黏附，造成新的宿主受到感染。

回过头来，再看看麻友的情况，你就会明白，这种传染具有那么点“杀熟”的意思，牌友间因近距离密切接触，使流感等呼吸道传染病通过呼吸、喷嚏或咳嗽等很轻易便传给了其他人。再者就是搓麻将需反复摸弄牌子，倘四位牌友中有一个乙肝传染病人，另三人也被染乙肝的危险便极大。

罪责七：肺癌

据统计，麻友大多沉溺在“烟雾缭绕”之中，甚至在麻友一族中，几乎集中了大部分男性和女性吸烟者，就是不吸烟，也会因为提神或者是受到了熏陶而开始吸烟。即使有一个人吸烟，这样的危害也是相当严重。大家知道，麻将屋很多都是战斗到深夜，为了防止那些霹雳啪啦搓出来的声音扰民，很多人都是“躲进小楼成一统”，门窗紧闭。所以，在搓了几个小时麻将的斗室内，往往是一片乌烟瘴气。你去注意那些麻友，大多有咳嗽的习惯，很多人还自我掩饰说，晚上冷感冒了，其实际很可能是由于长期呆在麻将屋里导致肺出了问题。所以，奉劝那些麻友们，如果想玩，就偶尔在大树下搓那么一会儿，别为了几个小钱（很多人以麻将小赌）而把自己的肺搭进去。

罪责八：癫痫

研究显示，打麻将容易诱发癫痫病（俗称羊角疯）发作。由麻将引发的癫痫，其实是一种特有的“麻将综合征”。这一症状的形成是因为缺乏睡眠和精神紧张造成的，麻友们在精神激动、受惊、计算时可促癫痫发作，称精神反射性癫痫。

此外，麻将显眼的外观设计和“搓麻”时发出的声响，都有可能诱发癫痫发作。由于人多拥挤、空气污浊，加上长时间连续作战，个把小时下来，人们的精神和体力往往都被推到了极限。所以，有人看别人“摆长城”，也会诱发癫痫病发作。

对于“麻将综合征”的调理，我们在这里列举其“罪责”，实际上也是在引起麻友们对自己行为的反省，是一种拯救。只有从这个健康泥潭中抽身，拔出自己的腿来，麻友们才能真正实现远离“麻将综合征”。这也才是“麻将综合征”的疗治之根本。

◆情感分裂症：魂不附体的“网恋”

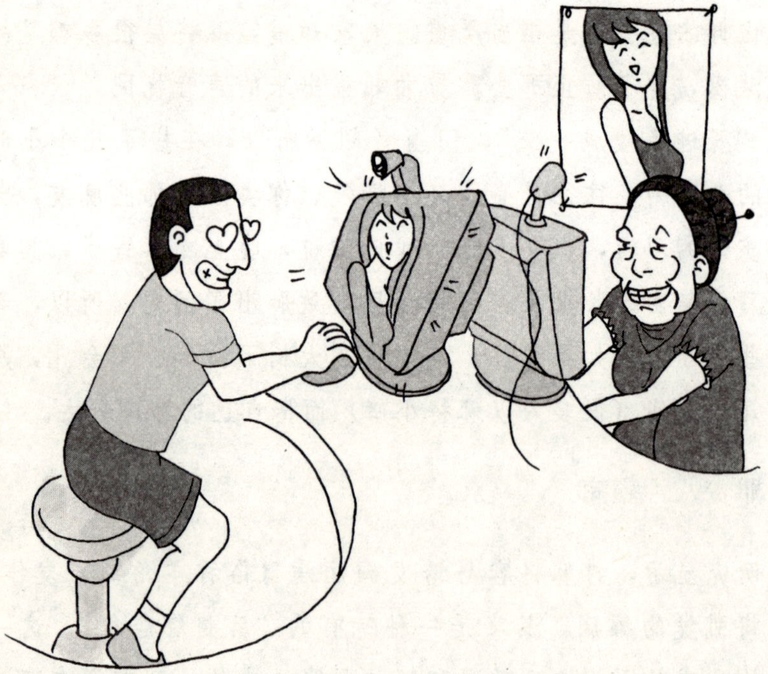

“我真的是身不由己，满脑子都是她，即使是在上班的时

候，也没有办法不去想她，有时候自己也在想，这是为什么呢？网海茫茫，为什么那么多的人都成为了我的过客，而她却成为了我内心抹不去的牵挂呢？网络上从相识到相知，尽管相识两年，但碰到的也就那么十余次，而且一段时间，她更是像风一样来无影、去无踪，可是她已经深深占据了我的心灵。我在努力控制自己，不要打开电脑，不要上网，可最终还是鬼使神差地打开了，能够知道她一点点消息，哪怕能收到她送来的或许不能说明任何问题的咖啡（网络表情），也觉得和她有一种厮守，心里就踏实了。”

这是一个已婚者“网恋”的案例，男主人公是一位有妇之夫，但是依然抵挡不住网络的诱惑，坠入了“网恋”的泥沼。统计表明，婚外恋已经成为影响夫妻感情的头号杀手，而“网恋”是增长速度最快的婚外恋方式。

网络为何如此魅力十足呢？

对于网恋说法很多：自信的人底气十足地说“网恋就是聊天室爱情，聊天室是爱情超市，总有一件任你挑选”；半信半疑的人含糊地说“网恋就是电脑和电脑诉衷肠，键盘与键盘说情话，鼠标和鼠标谈恋爱”；浪漫主义者说“网恋就是QQ上的爱情，QQ上的头像如繁星，总有一颗为你点亮”；现实主义者说“网恋犹如一款软件，这款软件具有练习打字的功能，网恋也许成不了爱情专家，应聘打字员岗位应该不在话下”；还有一些人留一半清醒留一半醉说“网恋就是一根电话线，两颗寂寞心，三更半夜里，四目不相见，十指来传情”。

千里姻缘一线牵，网络为陌生之人提供了牵手的机会，尽管组建家庭的几率很小，但在一定程度上，成为了很多人感情受伤时，寻找慰藉和疗治的“救助站”，感受到了现实中没有得到甚至也得不到的关爱。然而网络中心与心的交流让很多人渐渐地脱离了现实，有些本是“围城中人”也渐渐对家庭产生了羁绊感。由此，本来是“玩玩”或者当作是自我情感困惑时逃离现实的“出口”，却成为了吞噬健康甚至生命的“虎口”。

尽管视频让网恋的双方都能“见面”，但毕竟是植根于虚幻的网络之上的。如果将其作为生活的调味品或者小菜也就罢了，如果真的要跻身网海，轰轰烈烈地和所谓的知音谈一场真真切切的爱情。那么，如果经得起时间的考验，如果能够安抚好那些无辜的人，我祝福你们。否则，请你尽早抽身，以免沉迷其中而得不偿失。

从网络虚幻的角度讲，网恋最为深刻的伤害就是人格分裂。分裂症，是一个医学上的名词，是指性格的多重性，即是我们平常所说的双重人格。它的主要特征是患者将引起他内在心里痛苦的意识活动或记忆，从整个精神层面解离开来以保护自己，但也因此丧失其自我的整体性。从行为表现来看，整天处于一种意识恍惚及意识朦胧的状态；情感淡漠、心境抑郁；睡眠障碍、类似痴呆样表现；尽管什么都不知道，却装作很老成的样子，用很成熟的心态看待事物，间或还会有想要找回自己的轻度自残现象。

网恋按最通用的标准来看，一般有游戏型、感情寄托型、追求浪漫型、表现自我型、追求时尚型、随波逐流型等多种心理类型。他们都有一个共同特点：把网恋视为一种网络游戏及在网上进行网络情感交流，“不仅可以把现实社会的种种规则完全抛开，而且可以模糊性别和身份，把所有的事情都当作游戏。这是网恋中的人人格分裂的一个基础，即自己不再是自己，很多人在确认自己身份时，也会以对方的身份作为一种铺垫和衬托。这一点就像有些地方的夫妻中的女方当别人的面称自己丈夫时喜欢说“孩儿他爸”一样。很多网恋人在称呼对方时，也这么叫。还有的则会在因为“网络热恋”中彼此对于对方的颂扬而变得“自大”起来，继而在生活中更正了自我认识，即给人一种“变了个人”似的感觉。更有甚者，干脆在网络上建立了属于双方的“洞房”，过起了“夫妻”生活。这类人在现实生活中，大多性格孤僻、不善言辞，而在自己网恋对象出现的时候，却能滔滔不绝，属于典型的人格分裂。

网络尽管存在虚拟性，但作为一种交流的工具，并不要求人们都回避它，甚至对于那种真情互动、坦诚相见的正常的婚恋行为，我们还是提倡可以适当通过网恋进行情感的累积；网恋对于那种逃离现实的逢场作戏，则持批驳的态度。尽管如此，网恋毕竟是一种内心情愫的牵绊。那么，对于已经陷入网恋的人，该做如何的自救呢？下面从三个方面予以说明：

第一，真相：网恋＝自恋

爱是人类永恒的主题，但不能泛滥。欣赏自己可以让我们带着一份自信出发，但不能自恋。为什么在网恋和自恋上划上了“＝”符号呢？人们爱得不管有多么深，其实，爱的是自己心中“塑造”的那个人，所谓的意中人实际上是不存在的，只不过是自我的一种雕刻而已。所以，很多不成熟的认识就是，将那些表面上看有几项符合自身“塑造形象”的人当成了意中人，所以，很多网络人士，爱到极致见面时，结果却往往上演的是一幕幕“见光死”的闹剧。

这一点有点像我们小时候玩镜子，刚开始的时候，我们觉得镜中人不是自己，显然我们错了。后来，我们发现镜中人就是自己，我们依然错了，因为我们把一个虚幻的自己和一个真实的自己等同起来了。面对网络这面“镜子”，很多人犯的就是同样的错误，将真实的自己和虚幻的自己等同起来了，也将对方那个现实生活中真实存在的人和自己心中雕刻的人等同起来了。所以，“爱你就等于爱自己”的状态便出现了。

第二，情债：悔恨中自我追讨

“原本我和姗姗只是两条永不相交的平行线，她在地球的西方，我在地球的东方。本来我们都很少上网聊天，但在那一天因为工作回不去，加之内心空虚，走进网吧泡了一夜。因为时差的原因，我陪她到了她下班之后，不曾想，这点滴的感动，拉近了姗姗和我之间的距离。

“渐渐地，我们开始了语聊，一次偶然的机会见了面，尽管没有太多的惊诧，也没有热情的拥抱，但沿着江畔小酌之后，不知道是谁引领谁，我们走进了师范院校旁边的家庭旅馆，过了一夜属于家庭的生活。我知道，姗姗不是个随便的女孩，但在那一刻她的心甘情愿让我的心中却充满了忏悔。我不知该如何向她解释‘已婚’的秘密，只有逃避，匆匆地选择了不告而别。”

这是一个较为典型的网恋故事，或许我们不能简单的将其划为一夜情的范畴。男主人公在现实生活中不停地追悔，让他郁郁寡欢。很多时候，独自一人陷入了一种对姗姗近况的思量，还有她那或者气愤、或者淡然的形象追忆之中。自然，苦痛的是情感，但伤害的还有健康。伤害的也不仅仅是个人，还有家庭。

由此，网恋，你够资格吗？你够坦诚吗？你有真情吗？你保证你不会伤及无辜吗？如果这些答案都是否定的，那么，记住：网恋，请你绕行！

第三，移情：志趣中充实自我

你不是网恋了吗？你不是爱对方吗？那么，给自己设置一些攀越的目标，比如，为了让对方幸福，我得有房有车；为了能实实在在赢得对方的心，我得加强自己的学识与修养。根据这些制订一些计划，让自己不会因为网恋而沉溺，也不会因为网恋而荒废了好时光。为了配合这些目标等的实现，你还可以减少上网时间，在早晚进行运动和身体的健康储备。

◆网游症：警惕游戏成“精神鸦片”

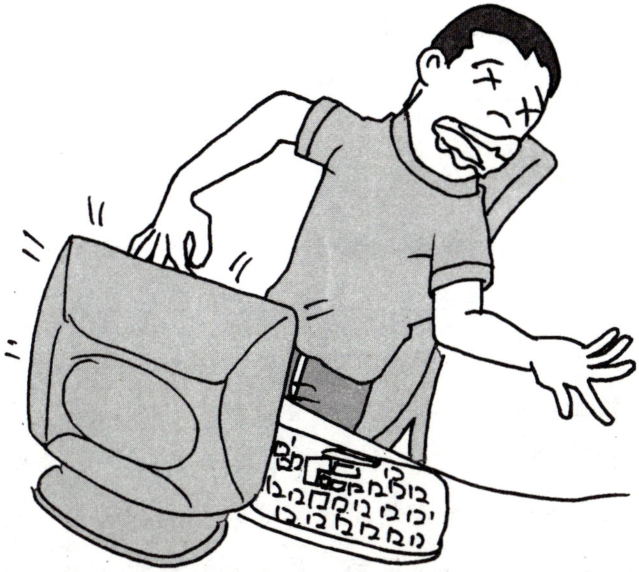

游戏，伴动物而生。在动物世界里，游戏是各种动物熟悉生存环境、彼此相互了解、习练竞争技能、进而获得“天择”本领的一种活动；游戏，随人类而造。在人类社会中，游戏在保留着动物本能活动特质的同时，为了自身发展的需要创造出多种多样充满趣味性、益智性和竞技性的活动。游戏，从其诞生之初，基本上都是划分为了体育运动一类。

但现在谈网游（网络游戏），很多玩家都兴奋异常，能对某一游戏滔滔不绝地跟你说上大半天。从游戏的趣味性到游戏通关的技巧，还有那些"全副武装"后置身网络世界的"潇洒"，说得是眉飞色舞。可见，网络游戏已经被赋予了新的含义，承载的不再是有时间玩一玩那么简单了，因为无形中网游已成为了很多玩家的"精神鸦片"。这一点，从辞海对游戏的定义也能看出点名堂来。即"以直接获得快感为主要目的，且必须有主体参与互动的活动。"可见，快感成为了游戏玩家追求的内核。面对具有"精神鸦片"之称的网络游戏，很多人在寻求到了快感的同时，实际上也成为了一群特别的"瘾君子"，自然危害多多。

危害一：精神性障碍

玩过游戏的人都知道，那可是一个需要一心一意专注去做的事情。有时候甚至需要几个人联手，配合着进行"攻击"。其中，全神贯注是对人最基本的要求。所以，面对那些激烈惊险的动作场面，每一个参与者都需要做到几点：其一是眼睛要看到世态的发展、双方的运动和部署情况；其二是脑袋要想到，即靠大脑和各级神经的迅速感觉、分析、判断、反应；其三是手要到，因为前沿的观察、紧接着的判断、形成决策后的操作等需要手到。高度集中，身体自然吃不消，久而久之，就会导致神经精神活动障碍而最终导致头痛烦躁、眩晕、嗜睡、精神恍惚、夜间尿床等症状，最终导致精神性障碍。此外，高度紧张和缺乏运动还会使胃内分泌物减少，造成消化不良、便秘，并引起肥胖和其他病症。

危害二：高血压

对于高血压患者，家人在照顾他们的时候，都有一个基本的做法，有什么事情，如果太大不能及时让他们知道，即使非告诉不可，也会在绕了半天弯子的时候，告诉他们说“别急”，甚至就大事先化小再说出去；但游戏不行，一玩起来，紧张和刺激在所难免。美国科学家发现，常玩游戏机的儿童，其紧张性高血压发病率远高于其他儿童；儿童玩游戏机时血压升高幅度远远超过成年人同类状态下血压升高的幅度；父母患高血压或心脏病的儿童玩游戏机时，比那些父母血压正常的儿童血压升高既快又多。而儿童期这种紧张性高血压，到了成年后很容易发展成真正的高血压病。

再者，对那些小玩家来说，玩电子游戏机是一种低体耗的静止游戏，如果长时间坐在那里玩耍，颈、脊肌肉持续处于紧张状态，腰部也相当吃力，易造成肩膀僵直，腰椎、颈椎受损，关节韧带劳损，不利于孩子骨骼的生长发育。

危害三：视力下降

很多成年玩家都有一个错误的认识，认为都好几十岁的人了，什么都定型了，没什么大不了的，一般也不会伤着自己什么，尤其是多盯一会屏幕没有什么的。事实并非如此，游戏机屏幕的色彩高速闪现和变换，相当于眼睛长时间处于一种“晃来晃去”的状态之中，这会使眼睛的睫状肌、晶状体处于高度紧张调节和超负荷状态，从而产生非特异性的炎症。表现为眼睛发干、眼痛、畏光、眼球胀痛、充血等症状，重者甚至引起恶心、呕吐等中枢神经方面的反应。久而久之，眼睛的屈光度改变，自然视力下降。

危害四：癫痫病

临床医学研究表明，游戏机诱发癫痫病的直接原因是高频闪光。这一点尤其要提醒的是那些本人为癫痫病体质的玩家，面对游戏机，他们一个主要的特点就是对高频闪光很敏感。当游戏机屏幕闪烁不定的高频光线长时间刺激脑细胞时，就会造成脑电路超载，导致神经活动失常，从而诱发癫痫病。所以，很多人在玩过一段时间的游戏后，就会出现痉挛或剧烈头痛的现象，这实际上就可能是光敏性癫痫病。

当然，游戏的危害还远不止这些。比如，因为面对那些惟妙惟肖的暴力情节和血淋淋的凶杀场面多了，人的性格会被扭曲，反映到现实生活中也就出现了“该出手时就出手”的情况。所以，有些青少年犯罪中，其残酷骇人听闻，其中网络游戏的影响占了很大成分。这一点，也早被一些教育专家的研究所证实，即经常玩游戏机的儿童，往往容易发怒、有变态性苗头、易于冲动、爱和父母顶牛。

对于网络游戏导致的健康问题，首先需要的是网游征患者本人有正确而清醒的认识。游戏毕竟是游戏，作为家庭和社会的一分子，更多的是要担负起时代赋予自身的社会责任感。

如果孩子是网游的“瘾君子”，那么，家长们也不要操之过急，想想自己也有缺点，比如长期戒烟没有戒掉。所以，要将心比心地晓之以理，动之以情。需要强调的是，要从内心真正站到孩子一边，告诉他们认识网游的确有一些好处。比如，可以帮助孩子培养独立生活能力、能在获得成就感中找回自信等，在减少了对立情绪的基础上，共同与孩子探讨社会的未来、家庭的明天以及孩子的前途等。

当然，如果太过迷恋，那就会出问题了。这里还有一个险招，就是治理网游征患者，将其从中“拔”出来，那么，你也玩。这招有几个要点需要掌握：其一是你不要陷进去；其二是你要比对方玩得更好，级别更高，最好是对方都崇拜你的地步；其三是尽可能速战速决。

第二节

动娱乐：身体健康“入不敷出”

生命在于运动，所以身体一动起来，往往一个人就会神清气爽显得很健康；但运动要讲究运动的方式，同时，还要跟自己的体质结合起来。打个比方说，健康是水，身体就像一个蓄积健康的“水库”，那么，适度运动可以帮助“水库”累积健康，而过激的运动则会冲垮“堤坝”，让健康之水所剩无几，甚至殆尽。

◆旅游病：调剂生活切忌掉以轻心

在钢筋水泥筑就的城市森林中，人们对于自然有了回归的强烈愿望，在商业气息随处可闻的时空里，人们开始渴望自己的心路历程回归到那些人文精神的正轨。所以，游走名山大川、饱览人文风光，成为了许多富足人士的首选。纵横天地山水，倾听自然的奏鸣曲；领略异域风情，体验别样风土人情。然而，在旅游的时候，大多数人都有这样的心境：好不容易抽出时间出来玩，就别讲究那么多了，尽情玩耍吧，殊不知，在掉以轻心的背后，因为旅游带来的健康隐患却在渐渐向你靠近。

尽管到不同的地方旅游会存在不同的健康隐患，尽管不同季节出现的健康问题也会有所不同。这里不再分情况进行一一叙说，既从防患于未然的角度，也从普遍性的角度出发，为通用的旅游病做一个健康提醒：当您兴高采烈地去畅游大自然时，别忘了预防形形色色的旅游病。

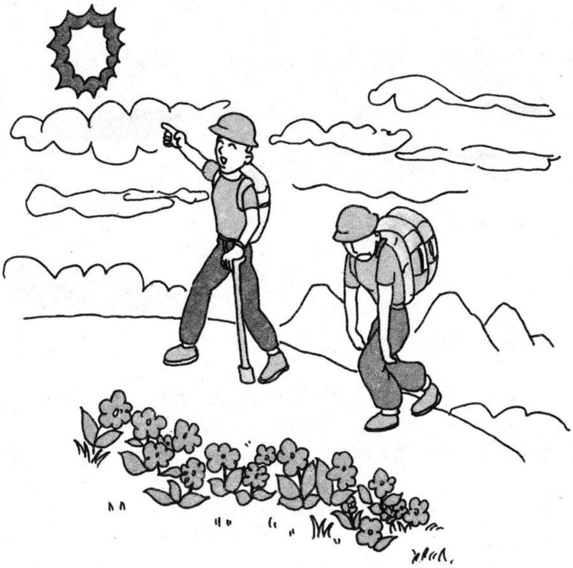

第一，游出来的“四季病”

现如今，有句话叫“善待自己”，很多人甚至对此有了更为理直气壮的演绎：自己都不爱自己，你能期待别人去爱自己吗？所以，尽管时间上很忙，但是一年四季的旅游，几乎成为了很多人“雷打不动”的铁律。一年分为春夏秋冬四季，他们就有春夏秋冬四游，生活看上去是美了，但健康隐患也相应地多了，这一点，有那么点“话多必失”的意味。

（1）春游、夏游和秋游——花粉过敏症

花粉过敏症是指由花粉过敏而引起的呼吸道及眼部过敏表现。也是特异性个体对花粉的一种过敏反应。这一点，在我国民间早有描述，最为通用的说法就是“热伤风”，意即在夏秋季节，天气炎热的时候，病人可能突然出现呼吸道症状。花粉过敏症多由各种树木、蒿类或其他植物的花粉引起，多表现在呼吸道及眼部。常常会伴有鼻塞、流涕、打喷嚏，鼻腔、眼角以及全身发痒等症状，严重者还会出现胸闷、憋气、痛苦不堪等。如不及时治疗，有可能并发肺气肿和肺心病。

针对这一疾患，如果有过敏体质，则最好不要在这三个季节出去游玩。有人或许认为，一年四季三个季节都不能出去，也太亏了点，那么还有一个变通的选择，那就是出游的时候，尽量不要去触摸花卉，而且从时间的选择上来说，不要在有风天去旅游，因为风速只要达到 2～3 米/秒，就可使已经降落的花粉重新扬起，使病情加重。当然，还有一招就是配带一些防止过敏的药物，比如扑尔敏、苯海拉明等。

(2) 夏游——中暑、辐射病

夏游尽管不是很明显，但也牵涉一个花粉过敏的问题，但毕竟不是重点，你可以参照上面所述进行调整即可。夏游的重点是防止日照中暑症及紫外线辐射病。

中暑，人们早已经明白，也对其厉害有那么些体验。人在中暑之后，很短时间里就可能晕迷而不省人事，轻则表现为剧烈头痛、头昏、眼花、呕吐、耳鸣、烦躁不安；重则丧失意识、痉挛、心肺功能不全，甚至危及生命。之所以如此，就是因为此时太阳光中的红外线穿透颅骨后，头部皮肤和颅骨就会将太阳的辐射热阻留，使头部温度上升，大脑温度可达 40℃～42℃，引起脑水肿、脑膜损害等。对此，人们可以做的就两件事，没有中暑之前，出行旅游要防止中暑，在中暑之后，要治疗。

具体说来，夏游的时候，别图省事，也不要因为平时上班很少接受阳光，就帽子都不戴一个，暴晒在阳光之下。而且帽子的颜色一定要避开吸热的黑色，否则，帽子不仅不能避阳，还会成为太阳的一个“加热器”。至于治疗，人们使用最多的就是掐人中（上嘴唇沟的上三分之一与下三分之一交界处，为急救昏厥要穴）。对这一急救方法要特别说明的是，掐，绝对不是用指甲去扎，而是用拇指的指腹去推。此外，相关的注意事项也要注意。比如，一旦有人旅游时发生了中暑，应立即移至阴凉通风处，将衣服解开或脱掉，用凉水擦身或湿敷头部，尽可能让其喝一些补充了盐分的饮料，或口服仁丹、十滴水，或涂清凉油；若出现呼吸困难，应立即做人工呼吸，严重者速送医院治疗。

夏季出游，很多人最为担心的就是自己被晒黑了。其实，夏天紫外线辐射病才是你应该真正警惕的。研究显示，在到达地面的日光中紫外线仅占2%～3%，然而就日光对人体的损害而言，紫外线却是“主犯”。进一步的测定表明，290～320毫微米的中波紫外线主要使皮肤发生日晒伤（日光性皮炎）；320～400毫微米的长波紫外线主要使皮肤晒黑（色素增加）和引发雀斑。紫外线辐射还会抑制人体免疫系统，使潜伏的病毒性感染复发。另据测算，每减少10%的臭氧，则紫外线辐射量增加20%，由此皮肤癌的发生率将增加20%，白内障也将增加6%。

如何预防夏季紫外线辐射病？五个方面需要注意：日光浴不能“久泡”；防辐射的伞要常撑；中午强光（特别是中午11点～下午3点）要常避；浅色吸汗衣服要常穿；清淡饮料要

常喝。

（3）冬游——冻疮、雪盲症

冬天相对其他季节而言，特点非常鲜明：冷！所以，在冬天出游的时候，最需要防范的其一是被冻伤了，尤其是“城市温室”里长大的人们，手背、脚趾、脚后跟和耳朵等处容易出现冻疮，需要特别防范。

具体怎么做呢？比如，你在冬游的时候，衣、裤、鞋、袜要保持干燥，最好戴上手套、帽子和护耳套；如果涉及登攀或者徒步行走的旅游，应穿柔软而暖和的服装，衣服、鞋子不宜过紧，因为过紧会影响全身和肩部的血液循环；冬季外出旅游时，每晚坚持用温水洗脚，以促进血液循环。如果万一因为温差大不适应而被冻伤，那么，切不要用热水烫，也不要立即就烤火解冻，可以在身体知觉恢复后再用热水浸泡，旅游中亦可用生姜片擦手脚，每日两次，还可在局部涂搽冻疮膏。

雪盲症是指“雪光性眼炎”，是一种由于眼睛视网膜受到强光刺激引起暂时性失明的一种症状。雪地对日光的反射率极高，可达到将近95%，直视雪地正如同直视阳光，由于这种症状常在登高山、雪地和极地探险者上发生，因此称作雪盲症。据测定，当阳光中300毫微米的中波紫外线照射到白雪上，由其反射的光波照射到肉眼后，眼睛的角膜、结合膜极易受损伤，诱发畏光、流泪、异物感、奇痒、水肿等症。对此，要对那些害怕热的朋友做一个提醒了，天气热了，身处南方你接受不了日光的炽烈，跑到北方去旅游，期待一份别样的清凉，这本身是可以理解的，但雪盲症是你要特别注意的。

如何进行防范呢？为防“雪盲症”，最好配戴防紫外线的太阳眼镜、选用聚碳酸酯或CR39的透镜，或蛙镜式的全罩式灰色眼镜，并补充维生素A、维生素B群、维生素C和维生素E等。雪盲的症状为眼睛非常疼痛，感觉像充满风砂，发红，经常流眼泪，对光线十分敏感，甚至很难张开等。若发生雪盲，可以先用冷开水或眼药水清洗眼睛；其次，以眼罩或类似物（干净的手帕、纱布等）轻轻敷住眼睛。切不可勉强用眼，要尽快就医。

第二，游出来的“地域病”

除了以上谈到的因为时间的选择不同而给出游带来病症之外，对于旅游去处的选择不同，也会有不同的旅游疾病出现。下面，就从地域不同带来的健康隐患做一个说明。

（1）高山旅游病

峨眉山，海拔约3079米。学者说它是地球北纬30度上神奇的“植物王国”、“动物乐园”、“地质博物馆”。魏晋年间，印度僧人称其为“震旦第一山”。“高出五岳，秀甲九州”，这是历史的回音。

黄山，海拔约1873米。黄山集名山之长：泰山之雄伟，华山之险峻，衡山之烟云，庐山之瀑，雁荡山之巧石，峨眉山之秀丽。明代旅行家、地理学家徐霞客两游黄山，赞叹说：“登黄山天下无山，观止矣！”又留“五岳归来不看山，黄山归来不看岳”的美誉。黄山更有“天下第一奇山”之称。

泰山，海拔约1545米。泰山雄峙于山东中部，泰安城北，人称“五岳之首”。气势雄伟，拔地而起。1987年被联合国教科文组织列入世界自然文化遗产名录，是中国历史上受过皇帝封禅的名山。同时泰山也是佛、道两教兴盛之地，是历代帝王朝拜之山。历代赞颂泰山的诗词、歌赋多达一千余首，走进泰山，就是走进历史。泰山更兼有古、丽、幽、妙之质。

祖国大好河山，哪里都值得一走，但游山之时别忘记在与快乐相伴的同时，还要记得有伺机侵袭健康的高山旅游症。夏季里海拔每上升 100 米，气温就要降低 0.6℃左右，像海拔 1800 多米的黄山，7 月平均气温只有 20.5℃，而位于黄山山麓的屯溪，7 月最高气温平均达 33.8℃。黄山历史上出现的最高气温也只有 27.1℃。高入云端的峨眉山就更不用说了。山下穿衬衫，山顶却要穿棉袄，这类情况实属正常。所以，在赢得“好凉快”的舒爽时，别忘记了那些可能带给你的不适，引起“高山旅游病”，其表现为剧烈的头痛、脉搏加快、呼吸短促。因此，去高山旅游之前，必须对身体进行一番认真检查。凡患有严重心血管疾病、冠心病、心绞痛、严重高血压、低血压、严重心律失常者；患有肝脏疾病及肝功能不正常者；慢性肺部疾病，如严重哮喘病、肺气肿患者；急性中耳炎以及怀孕妇女最好不去高山旅游。即使检查没问题，也最好有强劲的后勤保障。再者，爬山要有充足的时间准备，慢慢爬，也给身体一个适应的过程，同时，也给自己一个自我研判的时间，不能上山顶，绝不要勉强而为。

(2) 海滨旅游症

海滨总是令人惬意的：赤脚走在沙滩上，吹着海风，或者是随风荡漾在海面上，沐浴阳光，对于心情的调剂，都是很好的享受。但身体享受的同时，也是人们最容易掉以轻心的时刻，如果疏忽了健康的呵护，那么，海滨综合征就可能找上门来。这主要是由于海水热容量大，夏天升温慢，因此水温和气温都比陆地上低，特别是白天相差更大。以大连和青岛为例，大连最热在8月，午后最高气温平均27.0℃，比内陆保定全年最热的6月31.9℃低4.9℃；位于内陆的济南，最热7月午后平均最高气温32.1℃，比青岛最热时节（8月）28.5℃也要高出3.6℃。因此，海滨空气湿度大，气候阴冷，加上空气中钠离子含量较高，故患有急性风湿症、糖尿病、甲状腺功能亢进、渗出性胸膜炎、心力衰竭者不宜去海滨旅游，否则会加重病情，患上“海滨旅游症”。

此外，那些喜欢探险或者对地质有浓厚兴趣的旅游者，在进行洞穴旅游的时候，还要防止洞穴旅游病，其主要原因是因为洞内毒气的存在和温差较大两个方面。一些人迹罕至的岩洞，荒野的古堡、古塔、废井，由于长年无人去，阴冷潮湿，久而久之，便会孳生各种各样的细菌、病毒，游人会被细菌感染；就温度而言，洞内外相差很大，夏季洞内一般都在15℃左右，比如广西桂林芦笛岩洞中，气温常年接近20℃，而在洞外则有35℃的高温，如果从外进洞速度过快，皮肤上还会起鸡皮疙瘩。

第三，游出来的“伤痛”

旅游的过程中难免会有伤痛发生，究其原因，大多纷繁复杂，这里就针对具体的一些病症情况做一个防治上的简单介绍。比如，关节扭伤，应马上用冷水或冰块冷敷约15分钟，然后，用手帕或绷带扎紧扭伤部位，切忌立即搓揉按摩；心绞痛，出外游玩应随身携带急救药品，要迅速给予硝酸甘油让患者含于舌下，切忌随意搬动患者；胆绞痛，患者发病后应静卧于床，并用热水袋在其右上腹热敷，也可用拇指压迫刺激足三里穴位，以缓解疼痛，切忌摄入过多的高脂肪和高蛋白饮食；胰腺炎，可用拇指或食指压迫足三里、合谷等穴位，以缓解疼痛、减轻病情并及时送医院救治，切忌饮水和饮食。

◆过山车综合征：玩惊险别跟大脑过不去

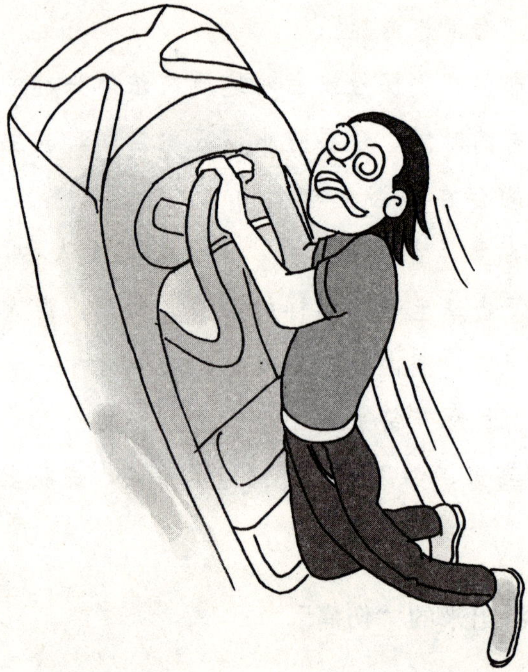

雷切勒·约翰逊，女，美国富婆，在其刚刚三十出头的时候，因为乘坐了游乐场里时速 48 英里的“过山车”后，大脑严重损伤，并从此留下了癫痫病的毛病，随后发展为智力严重衰退。尽管如此，一些游乐场的经营者们还是争相将“过山车”速度加快，使得“过山车”越来越快，弯越来越急，落差

越来越大。有的时速竟高达100英里，轨道离地400英尺。在玩得更刺激的同时，也更加大了对人体健康的伤害。

过山车高速、倒转、抖动、变速，这些特点本是很多人选择的理由，觉得只有这样才刺激。但是，需要提醒你的是，对大脑造成伤害的也是这些特点。比如，高速及倒转，会加大血压高的心脏病患者猝死的危险；抖动及变速，可能引发游玩者的颈椎病和加重颈部出现创伤的可能性。美国新泽西州法庭辩论病理学家皮特·斯佩斯博士公布的数据显示，在他调查的58例脑损伤的案例中，有8例跟玩“过山车”有关。“过山车”造成脑损伤的主要表现为突发性动脉瘤、脑血肿和脑脊髓液渗漏等。一名法国医生也警告说，过山车会严重损害人的大脑。来自该医生的调查发现，一些身体本来健康的人在乘坐高速过山车之后数日内有神经损伤的症状。比乌斯医生说：“当你坐在飞快行驶的过山车上，你的身体就像是在做极为剧烈的体育运动。你的心率加快，全身都处于过度紧张状态。”从对20～55岁之间的病人受伤情况的观察归结来看，脑动脉血管壁上受到小的冲撞或出现少量的出血，其危害几乎相当于一次撞车事故。

对此，我们除了苍白的劝说之外，还能做的就是呼吁出台相关的政策，对其进行完善和规范，这一点在此类事故发生较多的美国做得比较及时，他们对“过山车”的最高时速、下降速度以及轨道弯曲度做了更加严格的限制。

极限运动，作为一种爱好，更多时候是人们因为兴趣所致的一种选择，而且跟身体本身的素质存在很大的关系。所以，不能一概否定，坦白地讲，并无什么防病的良方。让我们了解哪些极限运动可能给健康造成的伤害或许是最好的防范，算是一种提醒，一种关爱。比如，“蹦极”易造成视网膜脱落，导致失明；徒手攀岩对身体协调性、柔韧性要求均极高，小心危险和拉伤韧带。

特别说明：极限运动，挑战的就是自己的极限，因此，无论何种极限运动，都要谨记：健康为重，安全第一！